Farmini: **Deine Schilddrüse**

VdÄ

Dr. med. Armando Farmini

Deine Schilddrüse

Wie sie Gesundheit, Charakter und Beziehungen prägt

VdÄ
VERLAGSHAUS DER ÄRZTE

IMPRESSUM

© Verlagshaus der Ärzte GmbH, Nibelungengasse 13, A-1010 Wien
www.aerzteverlagshaus.at

1. Auflage 2022

ISBN 978-3-99052-234-9

Umschlaggestaltung: Grafikbüro Lisa Hahsler, 2232 Deutsch-Wagram
Satz: Malanda-Buchdesign, Andrea Malek-Rappitsch, 8321 St. Margarethen/Raab
Umschlagfoto: Rasi Bhadramani / iStock by Getty Images
Projektbetreuung & Lektorat: Marlene Weinzierl
Druck & Bindung: 2imPress s.r.o., 83104 Bratislava
Printed in Slovakia

Das Werk gibt den Wissensstand des Autors bei Drucklegung wieder. Autor und Verlag haben alle Buchinhalte sorgfältig geprüft, jedoch kann keine Haftung für die Richtigkeit und Vollständigkeit der hier publizierten Informationen übernommen werden.

Geschützte Warennamen (Warenzeichen) werden im Buch nicht besonders kenntlich gemacht. Aus dem Fehlen eines solchen Hinweises kann aber nicht geschlossen werden, dass es sich um einen freien Warennamen handelt.

Aus Gründen der leichteren Lesbarkeit – vor allem in Hinblick auf die Vermeidung einer ausufernden Verwendung von Pronomen – haben wir uns dazu entschlossen, alle geschlechtsbezogenen Wörter nur in eingeschlechtlicher Form – der deutschen Sprache gemäß zumeist die männliche – zu verwenden. Selbstredend gelten alle Bezeichnungen gleichwertig für Frauen und intergeschlechtliche Personen.

Inhaltsverzeichnis

Warum ich als Gynäkologe die Schilddrüse behandle

Ich werde oft gefragt, ob ich neben der Endokrinologie auch gynäkologische Untersuchungen anbiete. Nun ja, ich bin immer noch Gynäkologe, doch ist die Verbindung von Gynäkologie und Endokrinologie (Hormonlehre) für mich untrennbar geworden. Ich würde sogar sagen, dass jeder Frauenarzt in dieser Fachverbindung arbeiten sollte.

Die konventionelle Medizin vertritt eine baustellenartige Sicht auf den menschlichen Körper, die unsere Denkweise maßgeblich geprägt hat. Die Endokrinologie jedoch erweitert den Blick auf den menschlichen Organismus. Sie lehrt uns, dass unterschiedliche Symptome oft ein und demselben Grundproblem entspringen: einer hormonellen Dysbalance im Körper. So haben zum Beispiel Stimmungsschwankungen, Endometriose (Ansiedelungen von Gebärmutterschleimhaut außerhalb der Gebärmutterhöhle) und Myome (gutartige Tumore der Gebärmutter) oft dieselbe Ursache, nämlich eine Östrogendominanz, die mitunter zu Brustkrebs führen kann.

Ein weiterer Aspekt, weshalb ich die Endokrinologie so schätze: Durch die Miteinbeziehung des Hormonsystems lassen sich die meisten gynäkologischen Probleme an der Wurzel behandeln, während Medikamente oder Operationen nur die Symptome beseitigen.

Ein Beispiel für die bloße Symptombeseitigung ist die Gebärmutterentfernung (Hysterektomie) aufgrund blutender und schmerzender Myome. Sie ist eher als kosmetische Behandlung zu betrachten, denn die tatsächliche Ursache – das hormonelle Ungleichgewicht – bleibt auch nach diesem radikalen Eingriff bestehen. Auch Begleitsymptome wie Brustschmerzen, Stimmungsschwankungen oder Wassereinlagerungen kann eine solche Operation nicht mitbehandeln.

Auch Patientinnen mit einer ausgeprägten Endometriose rät man nicht selten zu einer Gebärmutterentfernung. Bei vielen Frauen bleiben die Schmerzen und Symptome jedoch selbst nach dem Eingriff bestehen. Der Grund: Die Ursache für Endometriose ist eine hormonelle Dysbalance (die sogenannte Östrogendominanz). Diese ist kein lokales Problem und somit auch nicht durch eine Operation zu lösen.

Je nach Stadium können sich die schmerzhaften Endometrioseherde außerdem in weitere Organe ausbreiten, wie etwa in die Lunge. Dem Prinzip der Hysterektomie zu folgen und die Lunge operativ zu entfernen, würde – anders als bei der Gebärmutter – wohl niemand befürworten. Wir sollten diese Erkrankungen daher nicht länger als lokale Probleme betrachten, sondern als das, was sie sind: die Folgen eines aus dem Takt geratenen Hormonsystems.

Ein Symptom kommt selten allein

In meiner Praxis beobachte ich, dass sich die meisten Patienten aufgrund eines Leitsymptoms vorstellen. Meine erste Frage lautet dann immer: ***„Was ist Ihnen sonst noch aufgefallen?“***

So ergibt sich meist eine ganze Litanei an körperlichen und seelischen Beschwerden, die die Betroffenen und ihre behandelnden Ärzte oft seit vielen Jahren hinnehmen. Einige Patienten haben die Ratlosigkeit der Ärzte akzeptiert, andere zwingen sich zu Tapferkeit oder sind es sich selbst nicht wert, der Ursache ihrer Erkrankung auf den Grund zu gehen, und manche haben sich schlichtweg an die schlechte Lebensqualität gewöhnt. Wie dem auch sei: Der Großteil der Betroffenen handelt erst, wenn der Körper härtere Geschütze auffährt und seine eigenen Grenzen noch einmal deutlicher aufzeigt – etwa mit Krankheitsbildern, die sich nicht mehr als kleine Wehwehchen abtun lassen oder gar lebensbedrohlich sind.

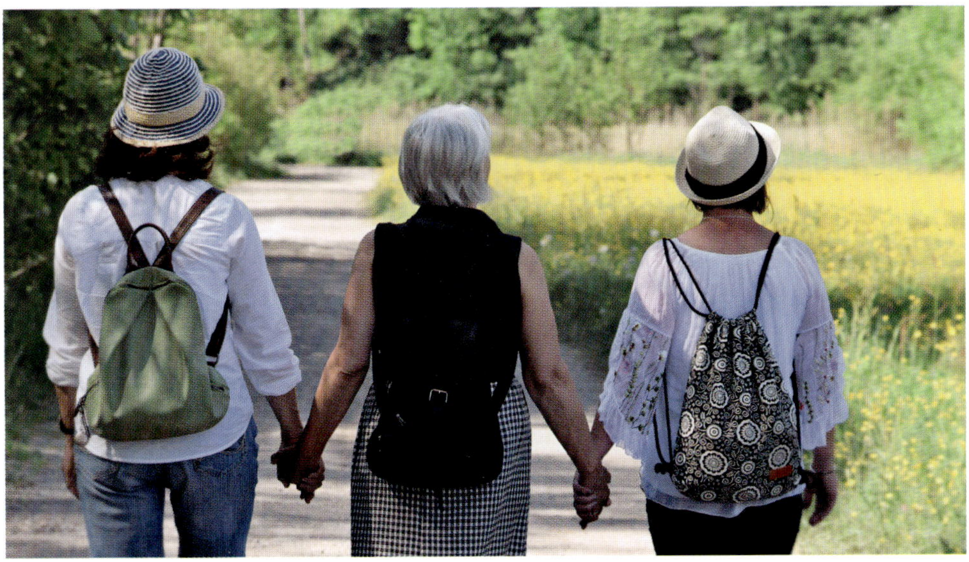

Als ich das Feld der Hormonlehre für mich entdeckte, arbeitete ich ausschließlich mit bioidenten Sexualhormonen. Mit der Zeit stellte ich jedoch fest, dass auch Schilddrüsenprobleme in der Bevölkerung weitverbreitet sind. Aufgrund moderner Verhütungsmittel mit synthetischen Hormonen sind Schilddrüsenstörungen zu einer regelrechten Volkskrankheit geworden. Kein Wunder: Die synthetischen Hormone in Antibabypille, Verhütungsring, Hormonstäbchen, Hormonspirale und so weiter greifen unseren inneren Motor irreversibel an. Anders als man nun annehmen könnte, betrifft das Problem jedoch bei weitem nicht nur Frauen: Bei jedem Kuss und Geschlechtsverkehr tauschen wir Hormone über unsere Körpersäfte aus – und damit auch die Wirkstoffe der Kontrazeptiva. In Folge werden auch Männer mit synthetischen Hormonen kontaminiert und leiden genauso an Schilddrüsenproblemen wie Frauen. So kommt es, dass männliche Patienten inzwischen einen gewohnten Anblick in meiner Frauenarztpraxis darstellen.

Der körpereigene Motor – auf die PS kommt es an

Die Schilddrüse ist der Motor unseres Körpers. Die Leistung dieses kleinen, schmetterlingsförmigen Organs ist in etwa mit den Pferdestärken eines Autos vergleichbar. Ihre Funktion spiegelt sich in Gesundheit, Energie, Antrieb, Lebensfreude und mentaler Stärke wider. Sie entscheidet über unser Gewicht, den beruflichen Erfolg, unsere Stimmung und das Verhältnis zu unseren Mitmenschen.

Ich möchte Ihnen eine Geschichte aus meiner Praxis erzählen: Eines Tages kam der 50-jährige Manuel in meine Praxis, um das Ergebnis seiner Hormonanalyse mittels Speichel- und Bluttest zu besprechen. Er hatte einen Beruf, den er gern ausübte, eine Familie, die er liebte, lebte mitten in der Natur und war doch nicht glücklich.

Manuel: **„Seit einigen Jahren bin ich nicht mehr derselbe."**
Dr. Farmini: **„Erklären Sie mir genau, was Sie meinen?"**
Manuel: **„Ich habe ein schönes Leben, ohne gesundheitliche oder finanzielle Probleme. Trotzdem macht mich nichts mehr glücklich."**

Mit dieser kurzen Beschreibung seines Befindens lieferte mein Patient bereits einen wichtigen Hinweis für die Fragestellung des Labors. Wenige

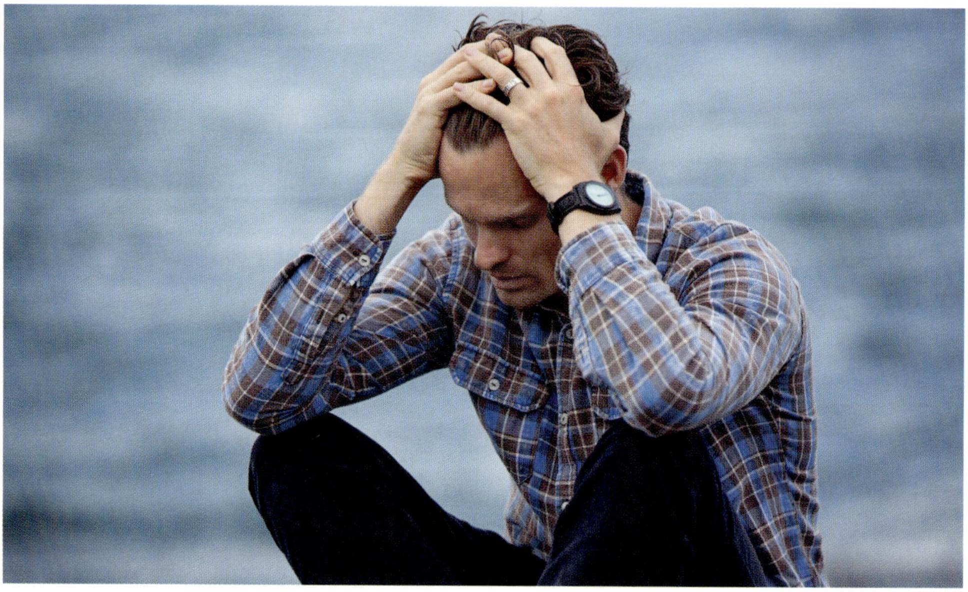

Tage später bestätigte der Blick auf die Laborwerte, was ich bereits vermutet hatte:

Abgesehen vom niedrigen Progesteronwert des Patienten lagen die Schilddrüsenhormone T3 und T4 zwar im Referenzbereich des Labors, waren jedoch weit entfernt von Optimalwerten. Wir starteten eine Ergänzungstherapie mit ausbalancierten Sexualhormonen als Basis und einem Kombipräparat (T3 und T4) für die Schilddrüse. Nach sechs Monaten Therapie kam Manuel zur zweiten Kontrolle.

Dr. Farmini: ***„Wie sieht es mit Ihrer Lebensfreude aus?"***

Manuel: ***„Ich bin wieder unternehmungslustig und habe Kraft, mit den Kindern zu spielen. Meine Frau erkennt mich kaum wieder, weil ich das Glas plötzlich halbvoll statt halbleer sehe. Ich schlafe tiefer und wache frischer auf. Außerdem haben meine Frau und ich unser lange vernachlässigtes Hobby, das Segeln, wieder aufgenommen."***

Was also ist in den sechs Monaten der Therapie mit Manuel passiert? Um das zu verstehen, müssen Sie Folgendes wissen:

So wie ein Symptom nicht für sich allein steht, macht es auch keinen Sinn, nur ein Hormon zu behandeln. Denn unsere Botenstoffe stehen in einem sensiblen biochemischen Gleichgewicht und bedingen einander als Spieler und Gegenspieler. Sie arbeiten Hand in Hand, vergleichbar mit einem Orchester. Spielt ein Musiker zu laut oder zu leise, ist die Harmonie des gesamten Stücks gestört.
Schauen wir uns zwei unserer wichtigsten Orchestermitglieder genauer an: Das Progesteron ist nicht nur ein hervorragender Entzündungshemmer, sondern auch unsere Knetmasse, aus der unser Körper viele weitere lebenswichtige Hormone bildet. Zugleich „ölt" Progesteron die Schilddrüse, unseren körpereigenen Motor. Diese wiederum verleiht uns den Drive, um unseren Alltag gesund und energiegeladen bewältigen zu können.

Das harmonische Spiel von Progesteron und Schilddrüse ist der Schlüssel zu mehr Gesundheit, Erfolg und Wohlbefinden.

Mit etwa dreißig Jahren beginnt unser Körper abzubauen. Und mit jedem Lebensjahr sinkt die körpereigene Hormonproduktion. Zugleich schnürt uns unser Alltag in ein enges Verpflichtungskorsett: Je größer die Belastungen, desto mehr Knetmasse (Progesteron) geht verloren – und umso weniger Unterstützung erhält unsere Schilddrüse. Die Folge ist: Wir powern unsere endokrinen Fabriken regelmäßig aus und stellen dann plötzlich fest, dass gar nichts mehr geht.

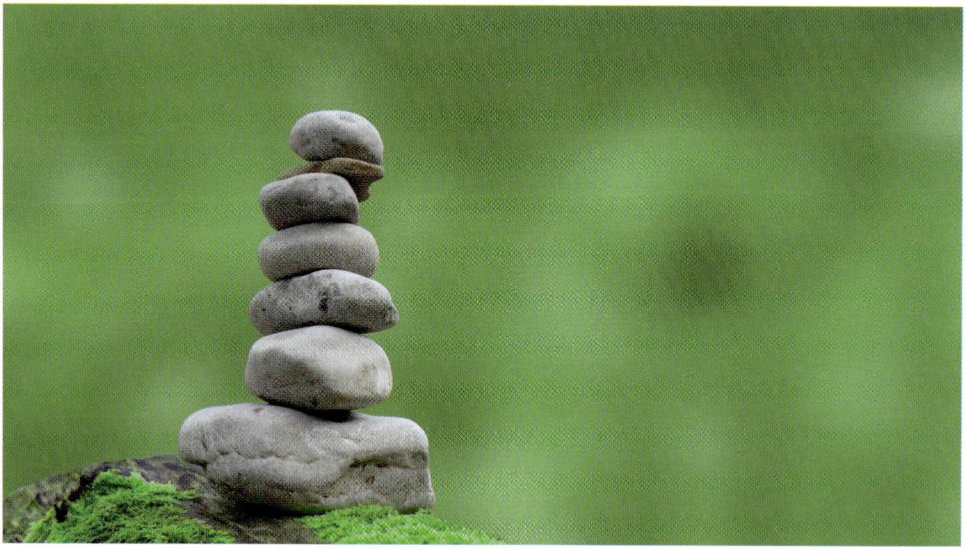

Das hat auch mein Patient Manuel erlebt. Durch die Wiederherstellung seines hormonellen Gleichgewichts hat er zu seiner alten Lebensfreude zurückgefunden.

Wir können von Glück reden, dass die Natur für jedes Übel ein Kraut bereithält. Dank einer ausbalancierten und maßgeschneiderten Ergänzung mit bioidenten Hormonen ist es möglich, Menschen wie Manuel wieder neue, frische Knetmasse zur Verfügung zu stellen. In Kombination mit einem „Motortuning" in Form von Schilddrüsenhormonen hält uns unser Körper auch im hohen Alter leistungsfähig, vital, belastbar und lebensfroh.

Der Steuermann unserer Persönlichkeit

Warum bin ich, wie ich bin? Schicksal, Genetik oder alles nur Erziehung? Ein Faktor, der leider nur allzu gern vergessen wird, ist das kleine, schmetterlingsförmige Organ in unserem Hals: Die Schilddrüse. Sie ist klein, aber oho. Sie macht uns entweder fit, wach, konzentriert, motiviert und ordentlich oder fesselt uns antriebslos und depressiv an die Couch, eine Tüte Chips in der Hand, während die To-do-Liste vor unerledigten Aufgaben überquillt.

Im Grunde genommen benötigen Sie keinen Bluttest, um Ihre Schilddrüsenfunktion oder die Ihrer Mitmenschen einzuschätzen. Wenn Ihr Partner zum Beispiel keine Lust mehr auf Unternehmungen hat, jedes Wochenende chronisch müde auf der Couch verbringt und Sie ihn tausendmal um etwas bitten müssen, bevor er ins Handeln kommt, sollten Sie vor dem Gang zum Scheidungsanwalt erst einmal seine Schilddrüse testen lassen.

Vererbung, Folgeschäden durch Medikamente, Verhütungsmittel mit synthetischen Hormonen (z.B. Antibabypille, Verhütungsring, Hormonspirale), Strahlenbelastung und Dauerstress nagen an der Gesundheit unserer Schilddrüse und damit auch an unserem körperlichen und psychischen Wohlbefinden.

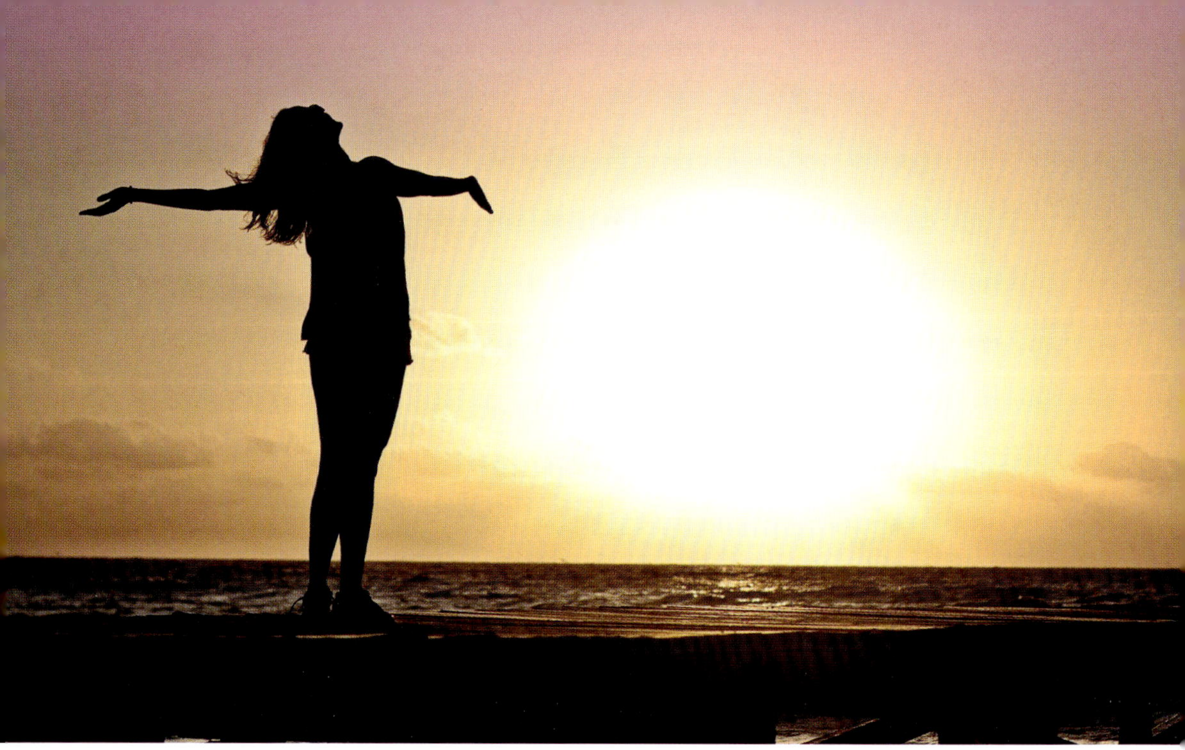

Ich bin überzeugt: Wäre die Bevölkerung besser über die Symptome von Schilddrüsenproblemen aufgeklärt, würde sie antriebslosen, lethargischen Menschen mit mehr Verständnis und weniger Vorurteilen begegnen. Dann könnte sich unsere Gesellschaft wandeln – und vielleicht sogar glücklicher werden.

Wie die Schilddrüse über Erfolg und Misserfolg entscheidet

Lassen Sie mich das aus medizinischer Sicht erklären: Wie im vorherigen Kapitel beschrieben, ist die Schilddrüse mit einem Automotor zu vergleichen. Ein intakter Motor weist eine hohe Betriebssicherheit und Lebensdauer auf, entwickelt die bestmögliche Leistung, nutzt seinen Kraftstoff auf optimale Weise und heizt den Innenraum des Autos wohlig warm. Es ist also kaum verwunderlich, dass Menschen mit Schilddrüsenunterfunktion meist unter chronisch kalten Händen und Füßen leiden.

Produziert die Schilddrüse hingegen genügend Hormone, läuft der Körper auf Optimaltemperatur. Die Gefäße sind erweitert, was neben der Nährstoffaufnahme unserer Zellen auch jene der Haarwurzeln intensiviert. Im Umkehrschluss zählt Haarausfall zu den typischen Symptomen einer (unerkannten) Schilddrüsenunterfunktion.
Auch verfügt ein gut gewärmter Körper über einen großartigen Stoffwechsel. Er verbrennt die bereitgestellte Energie, statt sie auf den Hüften zu speichern.
Mangelnde Konzentration und Gedächtnisschwäche sprechen wiederum dafür, dass die Schilddrüse zu langsam arbeitet.

Meine Assistentinnen erleben tagtäglich, wie unterschiedlich Patienten auf die Einführung in die bioidente Hormontherapie reagieren. Ohne die Diagnose zu kennen, können sie binnen weniger Sekunden feststellen, in welchem Zustand sich die Schilddrüse des jeweiligen Patienten befindet.

Die Grundregel lautet: **Wie außen, so innen; wie innen so außen.**

Ein Phänomen, das Sie wahrscheinlich auch schon erlebt haben: Sie erklären Ihrem Gesprächspartner etwas und stellen fest, dass er Ihnen weder folgen kann noch überhaupt richtig zuhört. Statt auf das Gesagte einzugehen, lenkt er das Thema auf Ihre neue Frisur, Ihre Ohrringe oder Ihre Krawatte. Ein zweites Beispiel: Ein Patient stürmt zu spät in meine Praxis und überreicht mir seine Befunde der letzten Jahrzehnte in einem unorganisierten Bündel. Auch die unordentliche Frisur und sein flatterhaftes Benehmen deuten darauf hin, wie es bei ihm zu Hause aussehen könnte.
In 99 Prozent der Fälle untermauern die Laborwerte meine erste Vermu-

tung: Das Verhalten des Patienten ist nicht auf einen zweifelhaften Charakterzug oder seine Erziehung zurückzuführen, sondern auf eine Störung der Schilddrüsenfunktion. Dazu später noch mehr.

An dieser Stelle möchte ich betonen, dass Menschen mit den genannten Eigenschaften nicht zwangsläufig im Nachteil sind. Viele Künstler schöpfen ihre Genialität und Originalität aus dem, was sie als „kreatives Chaos" bezeichnen. Und doch können sich auch Künstler mit mehr Energie auf ihre Arbeit fokussieren, wenn ihre Schilddrüsenhormone in Balance sind. Eine gut funktionierende Schilddrüse schenkt uns einen klaren Kopf, mehr Struktur, Zielstrebigkeit, Energie und Optimismus.

Zusammenfassung

- Die Funktion der Schilddrüse prägt unseren Charakter.
- Chronische Müdigkeit und Antriebslosigkeit weisen auf einen Mangel an Schilddrüsenhormonen hin.
- Der typische Leitsatz eines Menschen mit schwerer Schilddrüsenunterfunktion lautet: „Ich habe einfach keine Freude mehr am Leben."

Eine ausgewogene Produktion von Schilddrüsenhormonen verleiht uns Konzentration, Zielstrebigkeit, Fokus und Lebenskraft.

Die Schilddrüsenhormone – wo, was, wie?

Die Schilddrüse ist ein kleines Organ, dessen Form an einen Schmetterling erinnert. Sie liegt vor und neben der Luftröhre (Trachea) und wiegt nur einige Gramm (siehe Abbildung 1). In jedem der beiden Schilddrüsenflügel verstecken sich kleine Säckchen, in denen Hormone zur regelmäßigen Ausschüttung lagern (siehe Abbildung 2).

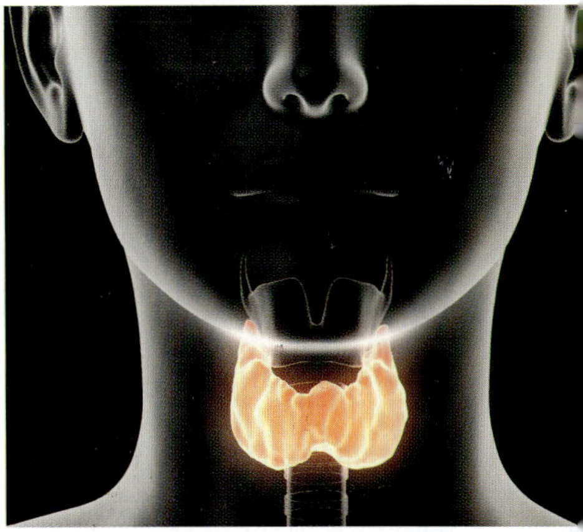

Abb. 1

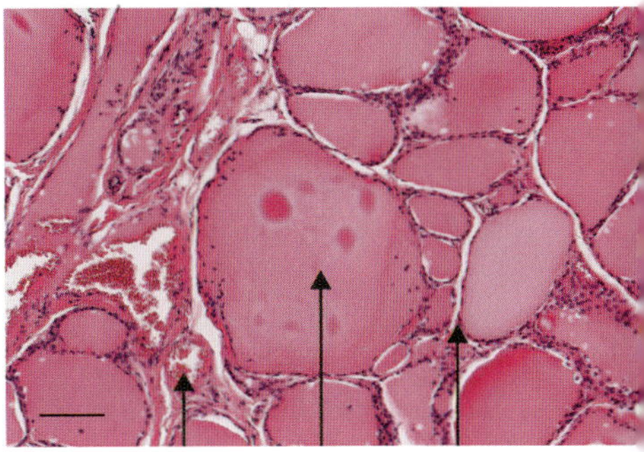

Abb. 2

Der Schalter für die Produktion der Schilddrüsenhormone ist das sogenannte Thyreoliberin, auch Thyreotropin Releasing Hormon (TRH) genannt. Dieses Hormon befindet sich in unserem Gehirn. Es aktiviert die Produktion des Thyreoidea-stimulierenden Hormons (TSH) in der Hirnanhangsdrüse (Hypophyse). Anders als oftmals dargestellt, ist das TSH also kein Schilddrüsen-, sondern ein Hypophysenhormon.
Die Hypophyse scheidet also TSH aus, das wiederum die Produktion der Schilddrüsenhormo-

ne T4 und in weiterer Folge T3, T2 und T1 anregt. Sie sind Verbindungen aus der Aminosäure Tyrosin und Jod (siehe Abbildung 3). Wurden genügend Schilddrüsenhormone produziert, erhält das Gehirn die Meldung, dass weniger TRH und somit auch TSH produziert werden soll.

Die Umwandlungskette der Schilddrüsenhormone sieht wie folgt aus:
T4 in T3 und in reverse T3 (kurz: rT3, die biologisch inaktive Form von T3)
T3 in T2
T2 in T1
T1 in T0

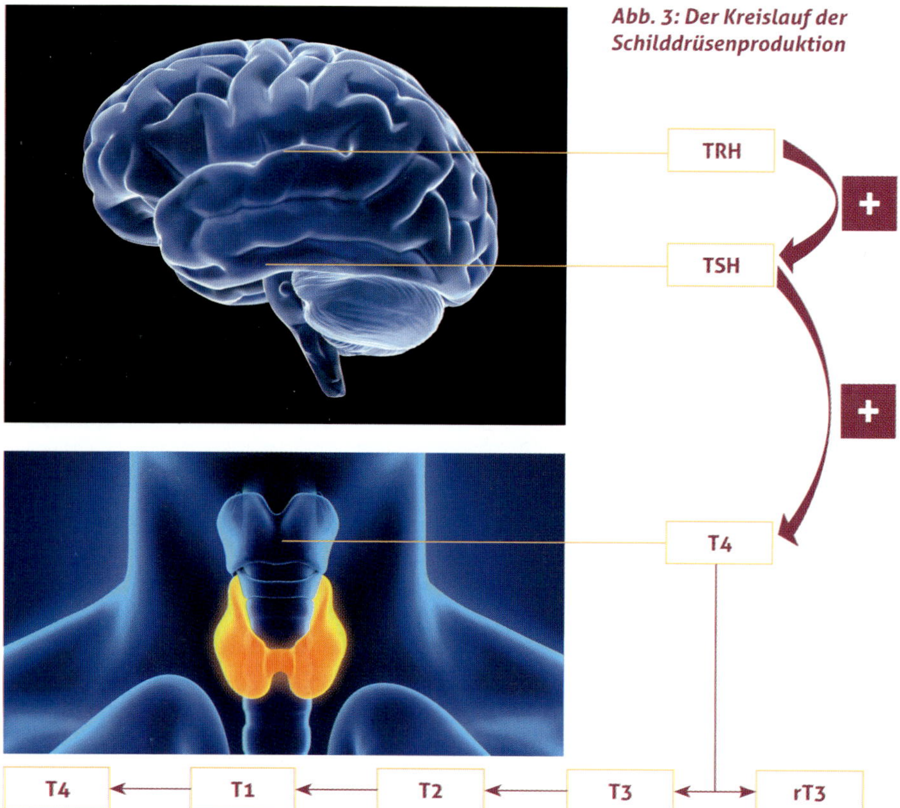

Abb. 3: Der Kreislauf der Schilddrüsenproduktion

Das TRH, das die Produktion der Schilddrüsenhormone im Gehirn überwacht, wird im Hypothalamus produziert.

TRH stimuliert die Produktion des Hypophysenhormons TSH, das die Produktion der Schilddrüsenhormone T1 bis T4 anregt.

T0 wirkt nicht mehr als Schilddrüsenhormon, denn es handelt sich allein um die Aminosäure Thyrosin ohne die Jodatome. (Zum besseren Verständnis: T4 ist zum Beispiel die Aminosäure mit vier Jodatomen.)

Das mit Abstand meistproduzierte Hormon der Schilddrüse ist das T4 (auch Thyroxin oder Tetrajodthyronin genannt), ein Hormon mit geringer Wirkung. Es besteht aus Tyrosin und vier Jodatomen.
Indem ein Jodatom aus dem T4 entfernt wird, stellt unser Körper das potenteste Schilddrüsenhormon her: das T3 (auch Trijodthyronin oder Liothyronin genannt). Das sind sozusagen unsere PS – unsere Pferdestärken. Wir erinnern uns: Die Schilddrüse ist unser körpereigener Motor. Das T4 ist unser Benzin, das T3 die tatsächliche Motorleistung.

Nach der Freisetzung und Abgabe ins Blut binden sich die Hormone an Substanzen, die sie durch das Kreislaufsystem transportieren; das sind Thyroxin-bindendes Globulin (TBG), Transthyretin (TTR) und Albumin – das wichtigste Bindungs- und Transportprotein des Organismus. Nur etwa 0,03 Prozent des gesamten T4 und 0,3 Prozent des gesamten T3 bleiben ungebunden und fließen in die Zellen, um dort ihre lebenswichtige Wirkung zu entfalten. Im Blut lassen sich sowohl der freie als auch der gebundene Anteil von T3 und T4 messen.

Die Produktion der Schilddrüsenhormone kann sowohl negativ als auch positiv beeinflusst werden. Zwei Studien hierzu haben Folgendes ergeben:

1. Das Hormon Progesteron, das sowohl Männern als auch Frauen zur Entspannung verhilft, aktiviert entscheidende Gene für die Funktion und das Wachstum der Schilddrüse.

2. Auch wurde die Wirkung eines nicht bioidenten Östrogens (Estradiolvalerat) auf die Schilddrüse untersucht. Dabei stellte man fest, dass die Gabe des nicht bioidenten Östrogens zu einer Schilddrüsenunterfunktion führte. Estradiolvalerat ist beispielsweise ein Wirkstoff in vielen synthetischen Verhütungsmitteln oder in Medikamenten zur Behandlung von Wechseljahrbeschwerden.

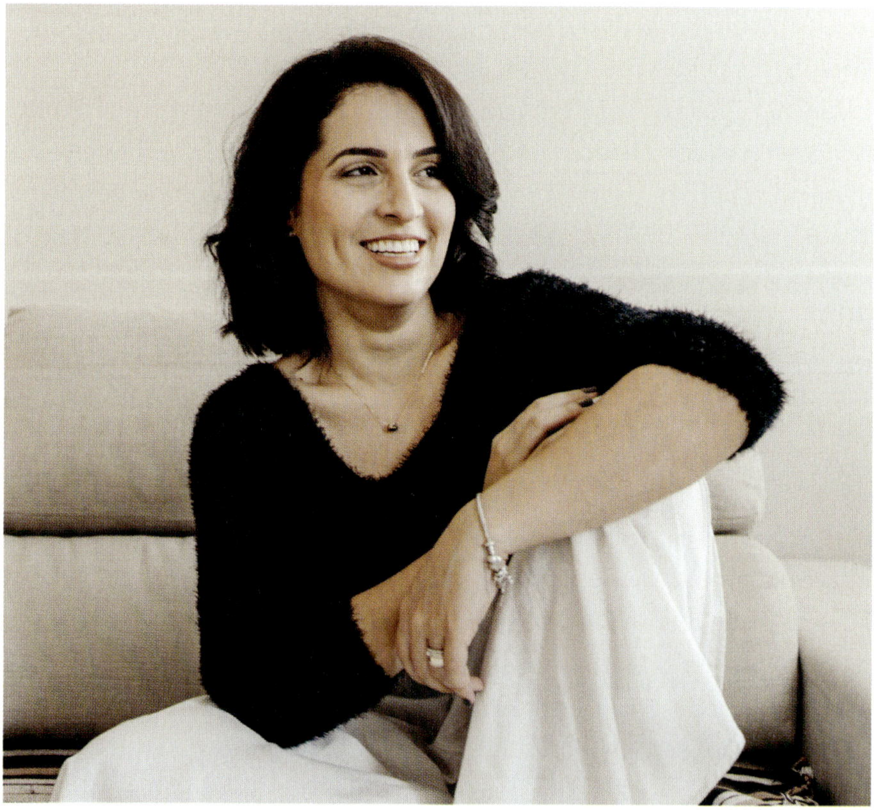

Wie alle anderen Hormone fallen auch die Schilddrüsenhormonwerte T3 und T4 mit steigendem Alter ab (siehe Abbildung 4). Das ist ein physiologischer Prozess. Wird der Verlust an Schilddrüsenhormonen zu stark, kann er jedoch zu typischen Symptomen (siehe Kapitel „Die Hypothyreose" auf Seite 30) führen.
Eine Studie aus dem Jahr 2020 überprüfte die Schilddrüsenhormonwerte von ca. 83.000 Menschen in China. Das Ergebnis: Mit ansteigendem Alter nahmen die messbaren Schilddrüsenhormone ab. Bereits ab 20 Jahren erfuhren die Teilnehmer einen Abfall des stärksten Schilddrüsenhormons T3 und seiner Vorstufe T4.

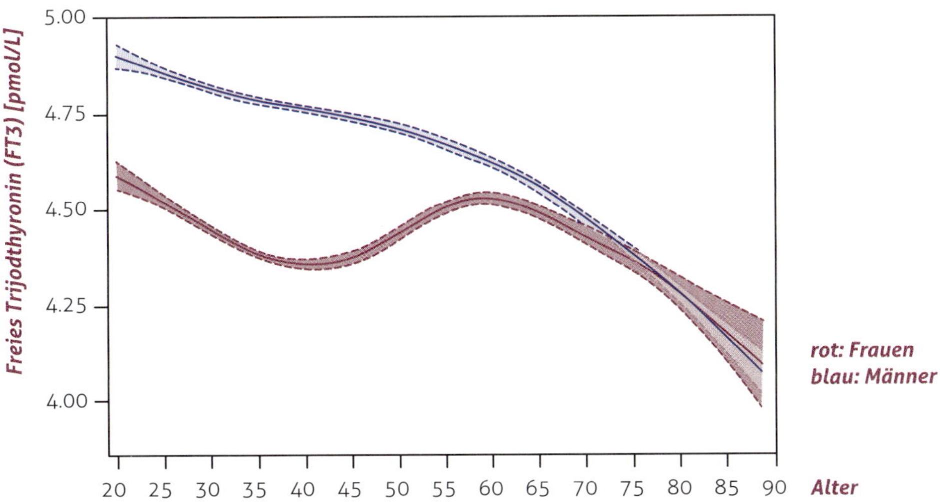

Abb. 4: Schilddrüsenhormone und Lebensalter (Xinxin Chen et al., 2020)

Zusammenfassung

- Das Gehirn stimuliert die Schilddrüse zur Produktion von Schilddrüsenhormonen.
- Schilddrüsenhormone bestehen aus der Aminosäure Tyrosin und Jod.
- Die Schilddrüse lagert Schilddrüsenhormone ein und setzt sie langsam frei.
- Progesteron wird hauptsächlich in den Eierstöcken und Hoden produziert. Es ist eine wichtige Unterstützung für die Produktion der Schilddrüsenhormone.
- Mit zunehmendem Alter wird die körpereigene Hormonproduktion geringer. Das betrifft auch unsere Schilddrüsenhormone.

Tausendsassa, Multitalent, Alleskönner Schilddrüse

Funktioniert unsere Schilddrüse auf optimale Weise, fühlen wir uns wach, konzentriert, lösungsorientiert und psychisch stabil. Nicht nur für unsere Psyche, auch für unsere Organe gibt die Schmetterlingsdrüse den Takt vor: Ihre Hormone beschleunigen die Energieproduktion in den Zellen und erhöhen so unsere Körpertemperatur. Dadurch sind sie in der Lage, die Durchblutung und Funktion eines jeden einzelnen Organs anzuregen.

Aufgrund der vielen unterschiedlichen Funktionen, die die Schilddrüse im Körper einnimmt, kann sich eine Schilddrüsenunter- oder -überfunktion durch unterschiedlichste Symptome bemerkbar machen. Auf den ersten Blick haben die Beschwerden oft gar nichts mit der Schilddrüse zu tun.

Kein Wunder: Die Nieren, die Leber, die Galle, die Harnblase, der Darm, das Herz und selbst das Gehirn sind von einer gesunden Schilddrüse abhängig. Ihre Botenstoffe sind zum Beispiel für die Produktion der Verdauungssäfte im Magen-Darm-Trakt und die Beweglichkeit von Magen, Galle, Gallengängen und Darm zuständig und **fördern so die Verdauung**. Ein langanhaltendes Völlegefühl im Magen oder eine chronische Verstopfung können beispielsweise auf eine nicht optimale Schilddrüsenfunktion hinweisen. Ergibt eine Darmspiegelung keinen Befund, ist die

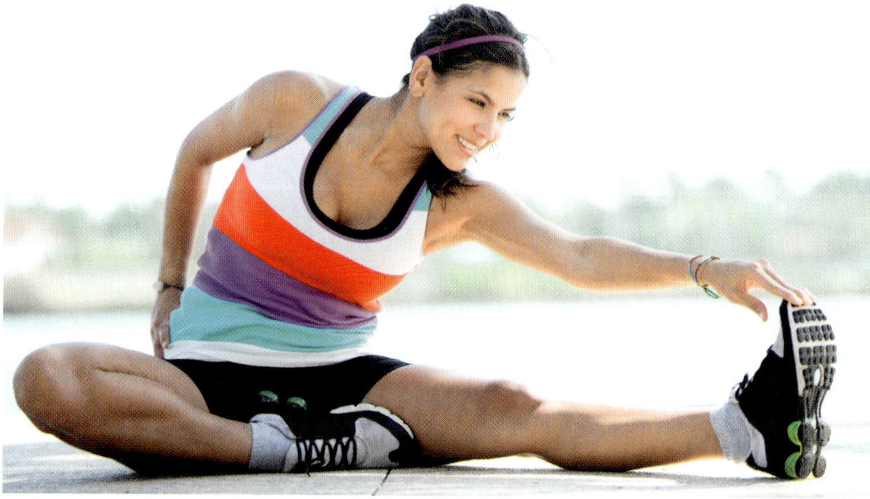

Obstipation sogar eines der häufigsten und typischsten Zeichen einer Hypothyreose.

Unsere Schilddrüsenhormone beeinflussen auch die **körpereigene Entgiftungsfähigkeit.** Das macht sich zum Beispiel nach einem harten Sporttraining bemerkbar: Arbeitet die Schilddrüse gut, wird die durch Anstrengung entwickelte Säure im Muskel schneller abtransportiert und der typische Muskelkater bleibt aus.

So vielfältig wie unentbehrlich

Wie weitreichend die Auswirkungen der Schilddrüse sind, zeigt bereits eine Studie aus den 1950er Jahren:

Untersucht wurde die Wirkung von Schilddrüsenhormonen auf die Harnblase. Die Teilnehmerinnen waren drei Frauen zwischen 22 und 42 Jahren, die die typischen Symptome einer Schilddrüsenunterfunktion aufwiesen: Geschwollenes Gesicht, Kälteempfindlichkeit, Heiserkeit, Apathie und hohe Cholesterinwerte.

Die Forscher füllten die Harnblase der Teilnehmerinnen mit Wasser. Anschließend maßen sie die Kontraktion der Blasenmuskeln mit einem Druckmesser. Nach der Untersuchung wurde die Schilddrüsentherapie eingeleitet: Jede der Frauen erhielt zwischen 50 und 100 Mikrogramm Schilddrüsenextrakte pro Tag. Nachdem sich die Symptome milderten und das Cholesterin sank, wurde die Kontraktion der Blasenmuskulatur noch einmal gemessen. Dieses Mal jedoch war der Muskeltonus der Harnblase, also ihr Spannungszustand, deutlich höher.

Am Ende der Studie stellte man Folgendes fest:

- Die Flüssigkeitsmenge, die in die Harnblase eingeführt wurde, bevor der Wunsch nach Entleerung aufkam, war viel niedriger als vor Beginn der Therapie mit Schilddrüsenextrakten.
- Der Muskeltonus der Harnblase war nach Beginn der Therapie mit Schilddrüsenextrakten höher als vorher.

Wir wissen aus vielen anderen Untersuchungen und der Erfahrungsmedizin, welch weitreichende Wirkungen Schilddrüsenhormone in unserem Organismus haben. In der folgenden Tabelle finden Sie eine kleine Übersicht:

Wirkung der Schilddrüsenhormone	
Stärkung des Bindegewebes	Stärkung der Herzfunktion
Fettverbrennung	Gehirnentwicklung
Reinigung der Blutgefäße	Aktivierung der Darmbewegung
Entwicklung des Hörsystems	Stabilisierung des psychischen Zustands
Steigerung der Körpertemperatur	Stärkung der Knochen
Aktivierung der natürlichen Killerzellen	Produktion des Wachstumshormons
Energieproduktion in den Mitochondrien	antidepressive Wirkung

Risikoreduzierung in der Vorsorge		
Krankheit	**Häufigkeit mit Schilddrüsenunterfunktion**	**Häufigkeit ohne Schilddrüsenunterfunktion**
Magenkrebs	9,5 %	1,7 %
Sterblichkeit nach Krebs	2,06 %	1,31 %
Fett-Plaques	54 %	30,3 %
hohes Gesamtcholesterin	74 %	69 %
Demenz	8,3 %	4,8 %
Depression	8,6 %	7,5 %
Bluthochdruck	51,5 %	6,1 %

Zusammenfassung

- Die Hormone der Schilddrüse erhöhen die Körpertemperatur, steigern die Durchblutung und verbessern so die Funktion all unserer Organe.
- Schilddrüsenhormone aktivieren die Entgiftungsfunktion des Körpers.
- Verdauungsprobleme und hohe Cholesterinwerte sind klassische Symptome einer Schilddrüsenunterfunktion.
- Indem sie die Immunzellen aktivieren, verbessern Schilddrüsenhormone den körpereigenen Schutz gegen Infektionen und Krebszellen.
- Die Botenstoffe der Schilddrüse beschleunigen die Entsäuerung unserer Muskeln. Dadurch verhindern sie leidvollen Muskelkater und verzögern den Anti-Aging-Prozess.
- In der Schwangerschaft sind Schilddrüsenhormone für die Entwicklung des kindlichen Gehirns unverzichtbar.

Die Hypothyreose – wenn der Motor zu langsam dreht

Menschen mit einer Schilddrüsenunterfunktion (Hypothyreose) produzieren zu wenig Schilddrüsenhormone. Dreht sich der körpereigene Motor zu langsam, fühlen wir uns müde und unkonzentriert. Der Darm ist träge, genau wie die Gedanken, Schwerfälligkeit überdeckt jedes Handeln und langersehnte Ziele bleiben unerfüllt. Die Kraft reicht nicht mehr aus, um den Anforderungen des Alltags die Stirn zu bieten. Man möchte am liebsten im Bett liegenbleiben, mit dem Handy in der Hand, und sich vor jeglichen Verpflichtungen verstecken. Ein weiterer Klassiker auf der Liste der Beschwerden: Heißhungerattacken und eine drastische Gewichtszunahme innerhalb eines kurzen Zeitraums.

Menschen mit dieser Symptomatik schleppen sich oft verzweifelt und mit letzter Kraft zum Gesundheitscheck. Weil die meisten Routineuntersuchungen unzureichende Laborwerte messen, wird die Ursache auch dort nicht gefunden. Der klassische Satz, mit dem die Patienten dann abgespeist werden: „Ihnen fehlt nichts außer ein bisschen Eisen. Machen Sie ein, zwei Wochen Urlaub."

Sollte der Arzt beim Gesundheitscheck doch mehr Schilddrüsenparameter messen als üblich, scheitert die Diagnose oft an der Interpretation der Er-

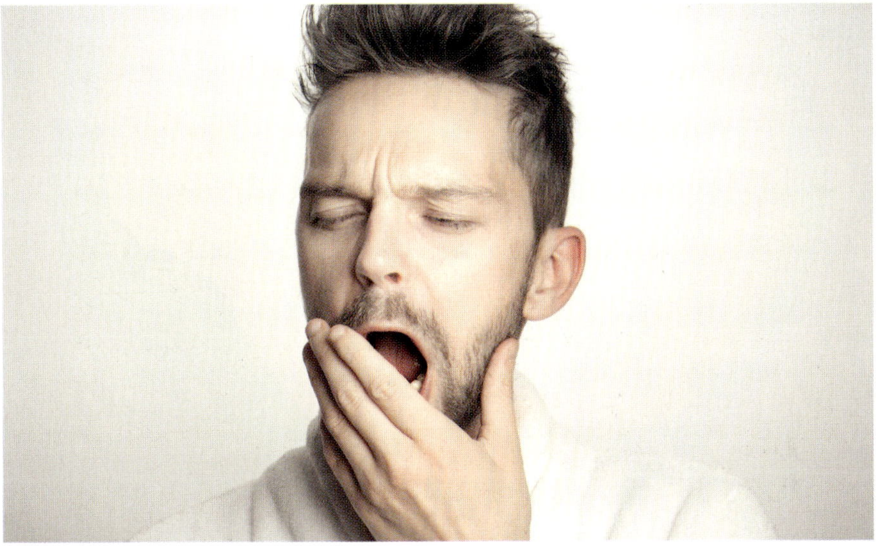

gebnisse. Die Laborwerte dienen der Untermauerung des klinischen Verdachts, der sich aus der Patientengeschichte, den Symptomen und eventuell vorhandenen Körperzeichen ergibt.
Dabei wären zwei Dinge besonders wichtig: die korrekte Interpretation der Ergebnisse und die Unterscheidung zwischen Norm- und Optimalwerten.

Die vom Labor angegebenen **Referenzwerte** (sogenannte Normalwerte) entsprechen den durchschnittlichen Werten von 95 Prozent der untersuchten Bevölkerung. Das ist jener Teil, der **keine bekannte Erkrankung** aufweist.

Personen, die niedrigere oder höhere Werte haben (jeweils 2,5 Prozent), werden von dieser Rechnung ausgeschlossen.

Die Referenzwerte des Labors repräsentieren somit die durchschnittlichen Schilddrüsenwerte von „gesunden" Patienten, die zum Arzt kommen. „Ge-

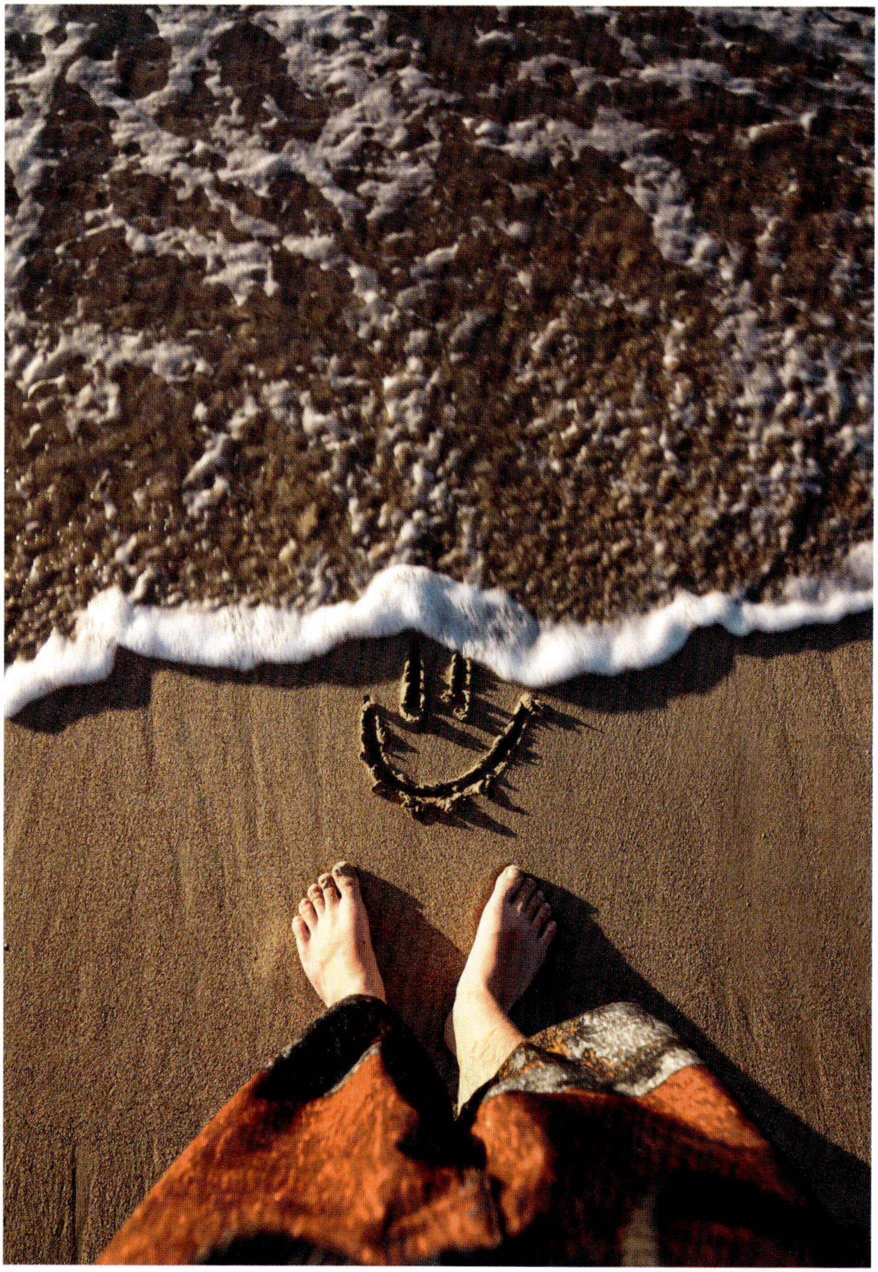

sund" heißt aber nicht automatisch „beschwerdefrei". Schließlich gehen die meisten Menschen nur zum Arzt, wenn es ihnen schlecht geht bzw. wenn sie Symptome haben, die ihnen einen Grund geben.

Optimalwerte sind hingegen jene Werte, die Menschen aufweisen, die **keinerlei Beschwerden** haben. Leider werden Optimalwerte bei der Diagnose nur selten herangezogen.

Der erste Eindruck zählt

Wenn ein Patient erstmals in meine Praxis kommt und sich zu mir an meinen Tisch setzt, habe ich weder seinen Befund noch sonstige Daten gesehen. Und doch geben mir drei wichtige Zeichen des Körpers bereits die ersten Indizien zur Diagnosestellung: angeschwollene untere Augenlider, der Verlust des äußeren Drittels der Augenbrauen und lichtes bzw. sehr wenig Haar. Es gibt aber auch andere Anzeichen für eine Schilddrüsenunterfunktion wie zum Beispiel eine flache Nasenwurzel oder sehr trockene, rissige Haut.

Weitere mögliche Symptome bei Schilddrüsenunterfunktion:	
morgendliche Depression	langsames Denken
Konzentrationsprobleme	wenig Interesse/Initiative
Gedächtnisschwäche	Gewichtszunahme
rückfallende HNO-Infektionen	Müdigkeit
Kälteempfindlichkeit	Gelenkschmerzen
Muskelschmerzen	Tinnitus
Migräne	Verstopfung
Blähungen	Karpaltunnelsyndrom

Zeichen der Schilddrüsenunterfunktion*

trockene Haut, Hautrisse

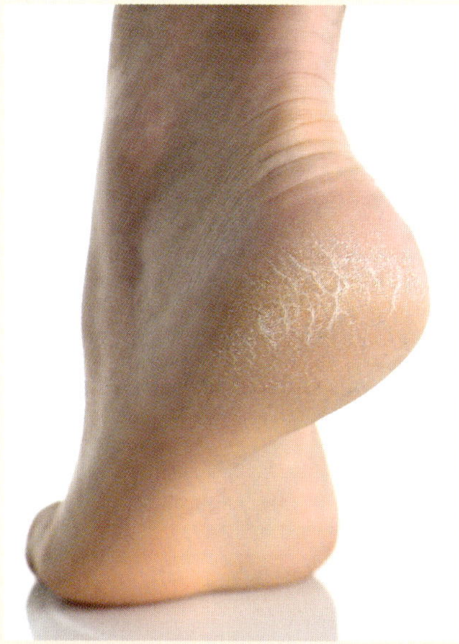

Lidschwellung

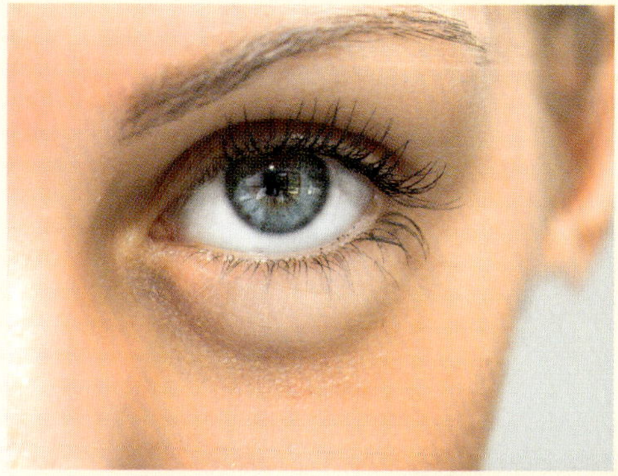

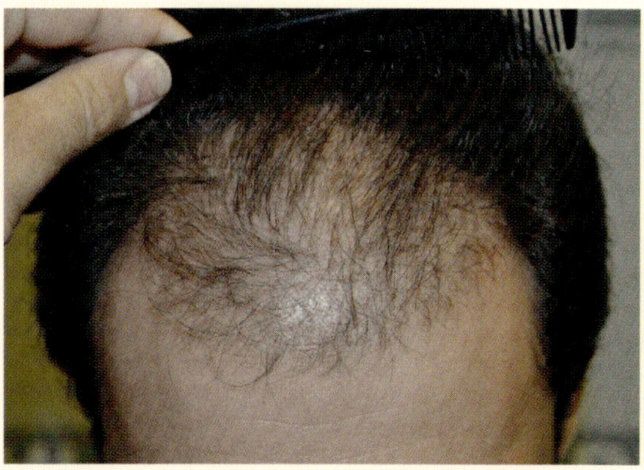

diffuser Haarausfall

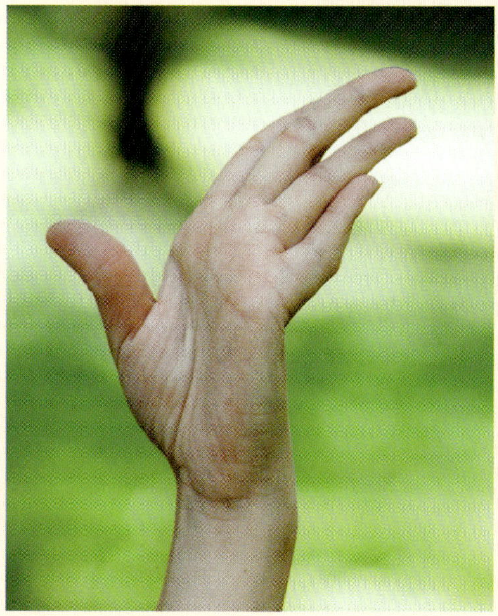

lockere Gelenkbänder

Plattfüße

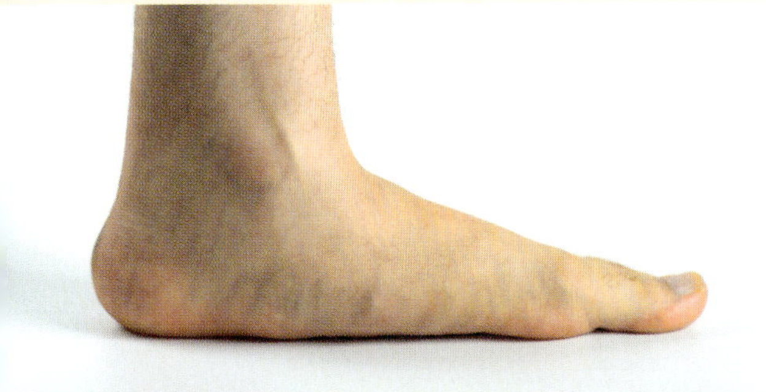

brüchige Nägel

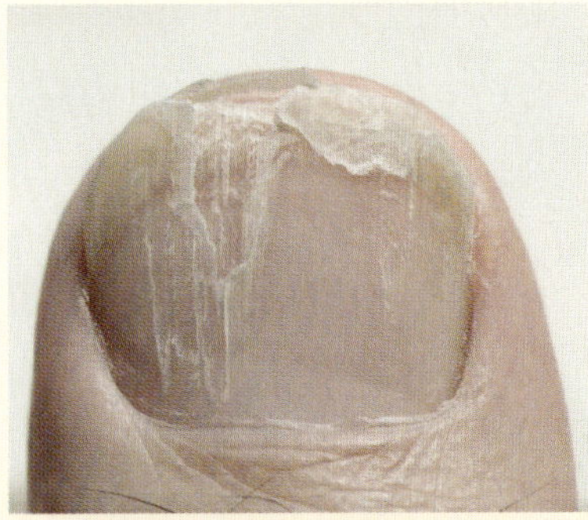

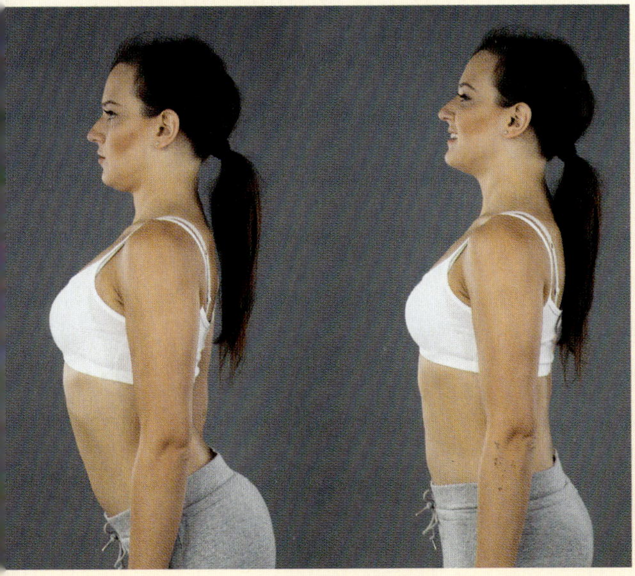

Lordose

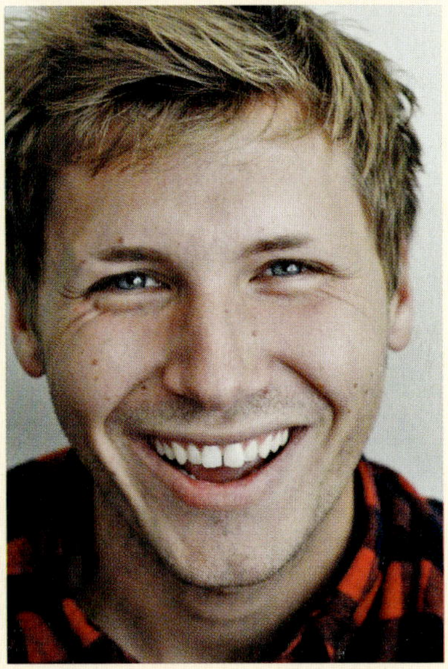

Verlust des äußeren Drittels der Augenbrauen

* Quelle: Atlas of Endocrinology for Hormone Therapy, Thierry Hertoghe

Im Anamnesegespräch liefert die Leidensgeschichte des Patienten wichtige Hinweise. Zu guter Letzt bestätigen die Laborwerte, dass sich der Patient seine Probleme nicht einbildet und ein zweiwöchiger Urlaub nicht ausreicht, um die oft langjährigen Beschwerden zu lösen.

Es ist sehr interessant zu beobachten, dass die Laborwerte exakt den mentalen und physischen Zustand der Patienten widerspiegeln. Manchmal schaue ich mir die Befunde schon vor dem Patientengespräch an. Wenn sich der Patient zu mir setzt, komme ich ihm zuvor und erzähle ihm, wie es ihm geht. Die Reaktion darauf sind meistens Tränen. Nach so vielen Jahren werden Unverständnis und Ablehnung von anderen, selbst Medizinern, durch einen ausführlichen Befund kurzerhand widerrufen.

Für den Patienten ist das ein wichtiges Schlüsselerlebnis, weil er mit seiner Handlungsträgheit und chronischen Müdigkeit meist auf Frust und Verzweiflung stößt, statt auf Verständnis und Geduld.

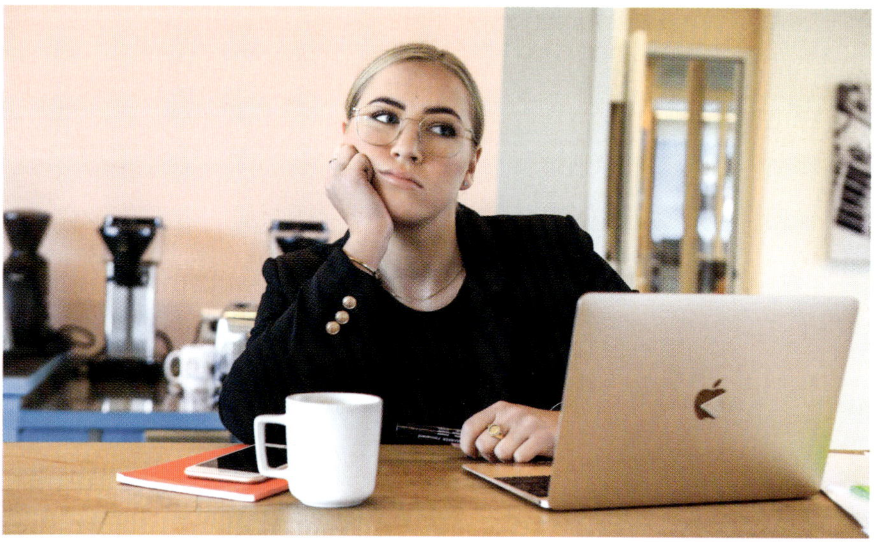

Als Arzt behandle ich den Menschen

Auf der medizinischen Universität habe ich gelernt, den Menschen zu untersuchen. Dazu gehört es, die Hautfarbe, die Gelenke, die Augen usw. der Patienten zu beurteilen, mit ihnen zu sprechen und ihre Geschichte anzuhören. Als ich ein junger Assistenzarzt war, erklärte mir ein erfahrener Kollege, dass die Geschichte des Patienten und sein Antlitz bereits die halbe Diagnose ausmachen. In der Tat ist es so, dass der Anblick eines Menschen bereits klare Hinweise für Diagnostik und Therapie gibt.
Die Laborwerte sollten die Verdachtsdiagnose immer nur verfeinern und unterstützen.

Sie müssen kein Arzt sein, um an sich selbst oder Ihrem Gegenüber erkennen zu können, ob es Ihnen bzw. dem andern gut oder schlecht geht. Körperzeichen wie dunkle Augenringe, schlaffe Muskulatur, geschwollene Augen und trockene, gerötete oder fleckige Haut wird von Natur aus keiner von uns mit Gesundheit assoziieren. Wären wir uns jedoch der organischen Zusammenhänge bewusst, würde jeder von uns viel besser auf sich aufpassen.

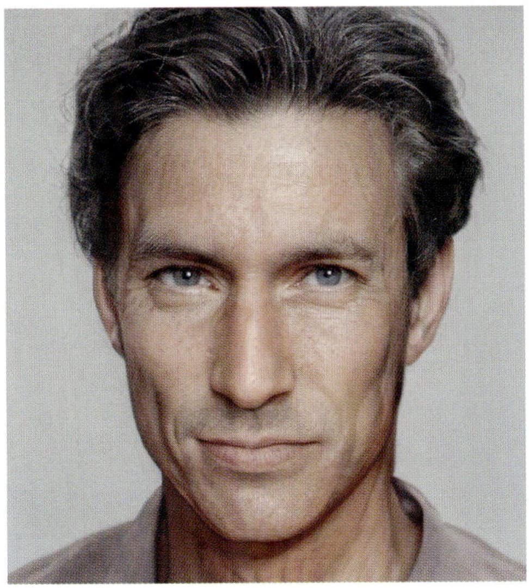

Gerne möchte ich Ihnen auch meine persönliche Geschichte erzählen.

Wie innen, so außen

Im Jahr 2013 arbeitete ich als Oberarzt an der Abteilung für Spezielle Gynäkologie am Universitätsklinikum in Salzburg. Ich war nicht nur von früh bis spät mit der Betreuung von Patienten beschäftigt, sondern absolvierte auch intensive Nachtdienste. Die chronische Überarbeitung hinterließ ihre Spuren. Meiner Frau fiel auf, dass meine Haare in rasantem Tempo ergrauten. Die Müdigkeit war meine ständige Begleiterin und doch hatte ich Schwierigkeiten, zur Ruhe zu kommen. Weil mein Blutdruck in die Höhe schoss, litt ich an starken Kopfschmerzen, die mich ohne medikamentöse Unterstützung handlungsunfähig gemacht hätten. Ich suchte nach einer Lösung.

Meine Arbeit einfach so aufzugeben war keine Option. Nachdem mir das Buch „Die Hormonrevolution" von Dr. Michael E. Platt in die Hände gefallen war, erschien es mir wie ein Wink des Schicksals, als auch der Apotheker

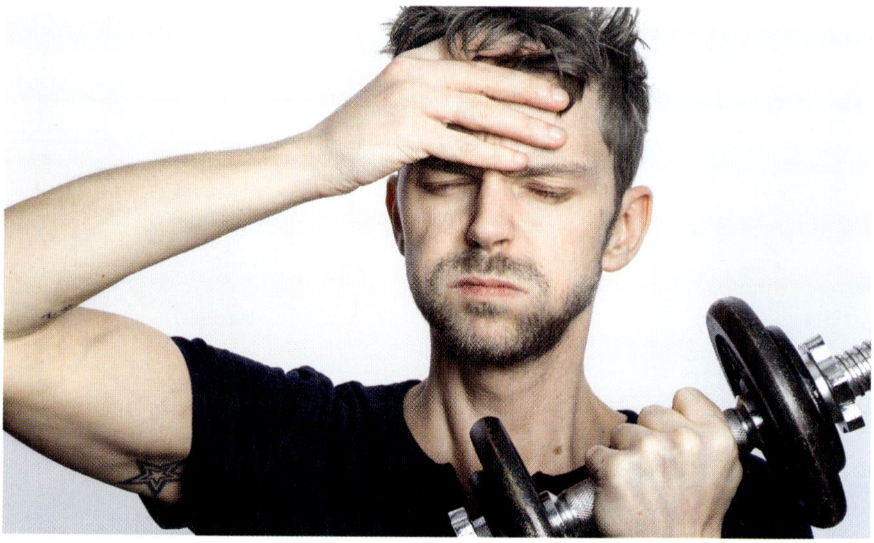

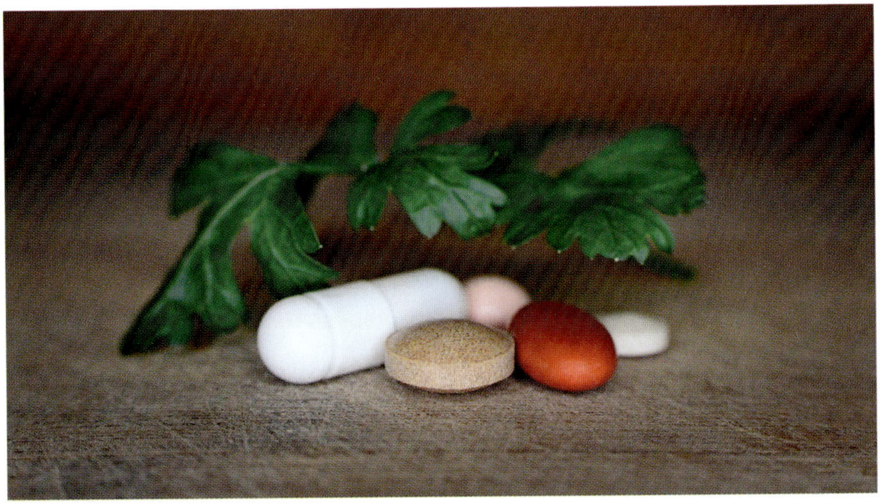

Mag. Simon Windhager, der seine Apotheke unterhalb von meiner neuen Praxis führte, mich auf die Therapie mit bioidenten Hormonen ansprach. Dann führte eins zum anderen: Dank meiner neuentdeckten Begeisterung für bioidente Hormone fand ich die Kraft und den Antrieb, die Lehre der Endokrinologie von Neuem aufzurollen. Ich schloss mich der International Hormone Society (IHS) und der American Academy of Anti-Aging Medicine (A4M) an, flog in meinem Sommerurlaub nach Phoenix (USA) zu Dr. Jonathan V. Wright, dem Begründer der bioidenten Hormontherapie, und ließ keine Kurse und Seminare mehr aus.

Von da an war ich mein eigener Arzt und holte mich selbstständig aus meinem Tief heraus. Nach einer mir selbst verordneten Basistherapie mit bioidenten Sexualhormonen konnte ich mein Energielevel wieder optimal an meine täglichen Belastungen anpassen. Die Entdeckung der Extrakte aus der Schweineschilddrüse gaben mir zusätzlichen Antrieb. Sie waren wie das sprichwörtliche Tüpfelchen auf dem I, das mir noch gefehlt hatte.

Bioidente Hormone können Gesundheit und Wohlbefinden fördern

Seitdem ist die Ergänzung der Schilddrüsenhormone ein fester Bestandteil meiner bioidenten Hormontherapie, die die Wirkung der anderen Hormone (Sexual- und Nebennierenhormone), die ich anwende, verstärkt hat. Bei bioidenten Hormonen handelt es sich um verschreibungspflichtige Pharmazeutika, die oft natürlichen Ursprungs sind (wie zum Beispiel Extrakte von Schweinen oder Schafen), aber auch im Labor hergestellt werden können. Das Besondere an ihnen: Sie sind in ihrer Struktur und Funktion mit den Hormonen im menschlichen Körper identisch. Weitere Informationen zu Schilddrüsenextrakten finden Sie ab Seite 92.

Hier sind einige Rückmeldungen von Patienten, die die Therapie mit Schilddrüsenhormonen von mir erhalten haben.

„Danke, meine Lebensqualität hat sich enorm gesteigert!"
„Ich bin so konzentriert wie schon seit langem nicht mehr."
„Mein Mann ist nicht mehr wiederzuerkennen. Er spielt mit den Kindern und hat wieder Kraft und Lust, etwas zu unternehmen."

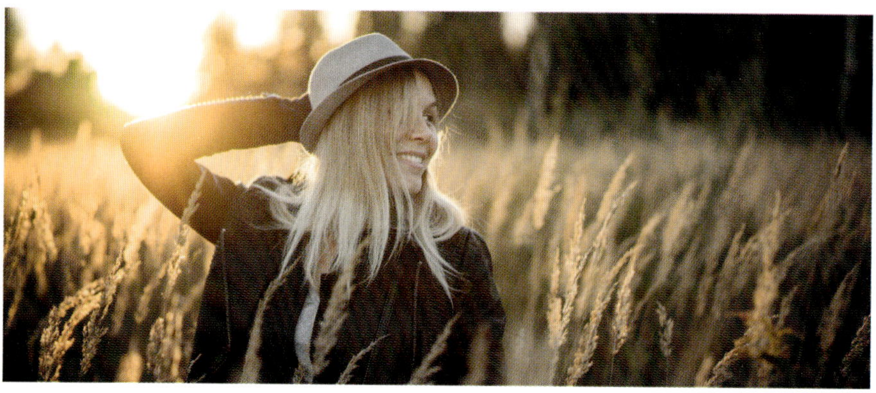

„Meine Depression ist komplett verschwunden, ich kann wieder arbeiten."
„Ich habe 12 Kilogramm abgenommen, bin voller Energie und brauche viel weniger Schlaf."
„Endlich gehe ich wieder täglich auf die Toilette."

Oft erkenne ich mich in meinen Patienten wieder. Viele haben ihre Kraft an einen ähnlich belastenden Alltag verloren, so wie ich damals in den Jahren als Oberarzt. Und genauso vielen konnte ich ihre Kraft mit derselben Methode zurückgeben, die auch mich wieder gesund gemacht hat.

Zusammenfassung

- Ein Mangel an Konzentration und Energie, erhöhtes Gesamtcholesterin und Muskelschmerzen sind häufige Hinweise für eine Schilddrüsenunterfunktion.
- Die Laborwerte dienen der Bestätigung des klinischen Verdachts.
- Normwerte spiegeln die durchschnittliche Schilddrüsenfunktion der untersuchten Bevölkerung ohne bekannte Erkrankung (95 Prozent) wider. Beschwerden können auch vorhanden sein, wenn die Werte im Referenzbereich des Labors liegen.
- Optimalwerte weisen Menschen auf, die beschwerdefrei sind.
- Der Therapieerfolg lässt sich nicht nur an Laborwerten, sondern auch am erfolgreichen Rückgang der Symptome festmachen.

Die Hyperthyreose – wenn der Motor heiß läuft

Wie der Name schon sagt, zeichnet sich die Schilddrüsenüberfunktion (Hyperthyreose) durch eine Überproduktion von Schilddrüsenhormonen aus. Sie tritt meistens als Phase der Autoimmunerkrankung Hashimoto-Thyreoiditis auf. Die reine Schilddrüsenüberfunktion ohne erkennbare Ursache ist hingegen ein seltenes Phänomen.

Die Diagnose der Schilddrüsenüberfunktion beginnt – wie bei jeder Erkrankung – mit einem Anamnesegespräch. Die körperlichen und psychischen Symptome der Patienten sind wichtige Hinweise für das Vorliegen einer Hyperthyreose. Sie lassen auch darauf schließen, welche Art der Schilddrüsenüberfunktion vorliegt. Die Messung der Laborwerte und die Schilddrüsenuntersuchung per Ultraschall dienen dazu, den klinischen Verdacht zu untermauern.

Die Symptome unterscheiden sich je nach Art der Schilddrüsenüberfunktion: Patienten mit einer **reinen Hyperthyreose** sind zumeist aufgeregt, untergewichtig und nervös. Viele leiden unter starkem Haarausfall oder Herzrasen. Bei der **Hashimoto-Thyreoiditis**, einer chronischen Entzündung der Schilddrüse, können zwar ähnliche Symptome auftreten, jedoch neigen Betroffene eher zu Über- als zu Untergewicht und leiden vor allem

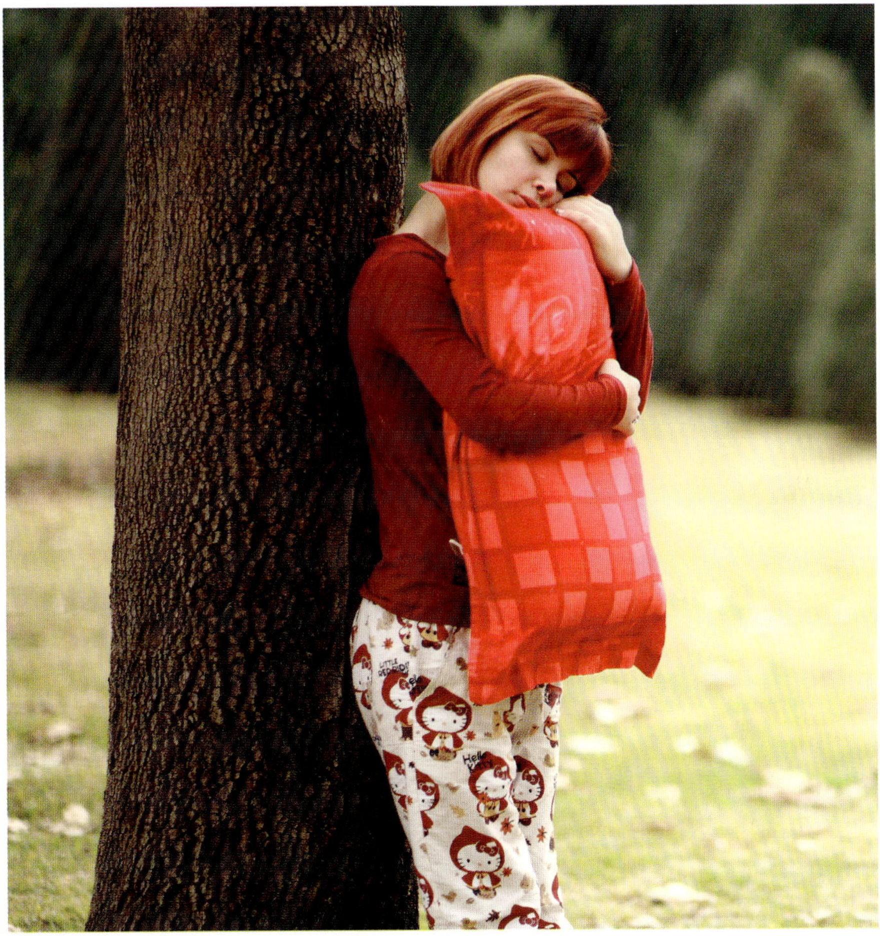

an chronischer Müdigkeit. Die reine Hyperthyreose wird daher anders behandelt als jene, die im Rahmen einer Hashimoto-Erkrankung auftritt.

Bei einer Schilddrüsenüberfunktion ohne erkennbare Ursache muss die Hormonproduktion mithilfe von Medikamenten reduziert werden. Tritt die Hyperthyreose im Rahmen einer Hashimoto-Erkrankung auf, gilt es, die Autoantikörper zu reduzieren und so die Entzündung der Schilddrüse zu heilen.

Im folgenden Kapitel über die Hashimoto-Thyreoiditis werde ich noch tiefer auf die Symptomatik eingehen.

Mögliche Symptome bei Schilddrüsenüberfunktion	
Nervosität	Angstzustände
Reizbarkeit	Hyperaktivität
Stimmungsschwankungen	Schlafstörungen
Abgeschlagenheit	Blasenschwäche
Muskelschwäche	Durchfall
Juckreiz	Libidoverlust
ständiger Durst	übermäßige Hitze
Steigerung des Appetits	Zittern
Menstruationsprobleme	dünne Haare

Wie erwähnt muss man zwischen einer reinen Schilddrüsenüberfunktion und einer Schilddrüsenüberfunktion im Rahmen von Hashimoto unterscheiden. Dies gelingt durch einen genauen Blick auf die Laborwerte und Untersuchungsergebnisse.

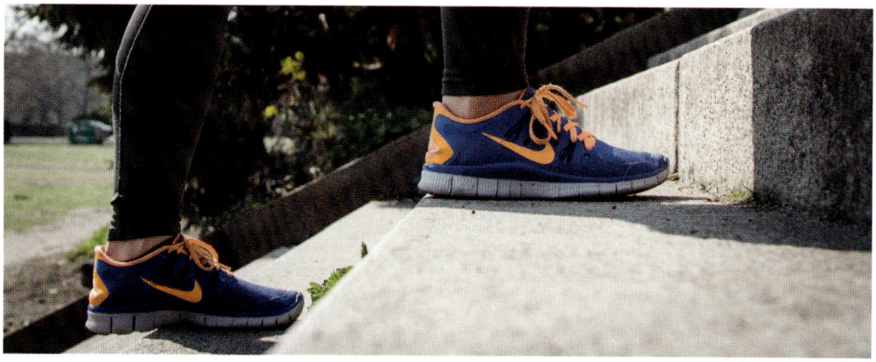

Beispiel 1: reine Schilddrüsenüberfunktion

				Referenzbereich
TSH	0,01	mU/l	*( )	0,2 – 4,46
Freies T3	15,2	pmol/l	( ) *	3,1 – 6,8
Freies T4	3,75	ng/dl	( ) *	0,95 – 1,7
TPO-Antikörper	< 10	U/ml		
Thyr-Antikörper	< 10	U/ml		
Schilddrüsenultraschall	unauffällig			

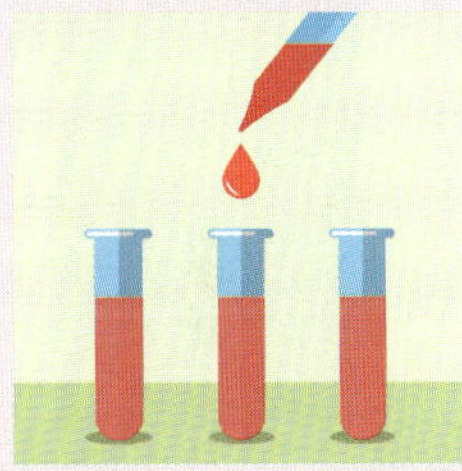

Die angeführten Werte sind Laborwerte, wie sie bei einer reinen Schilddrüsenüberfunktion auftreten.

Beispiel 2: Schilddrüsenüberfunktionsphase im Rahmen einer Hashimoto-Erkrankung

				Referenzbereich
TSH	0,01	mU/l	*( )	0,2 – 4,4
freies T3	8,2	pmol/l	( ) *	3,1 – 6,8
freies T4	1,9	ng/dl	( ) *	0,95 – 1,7
TPO-Antikörper	875	U/ml		
Thyr-Antikörper	1.054	U/ml		
Schilddrüsenultraschall	Die Schilddrüse ist nicht homogen und zeigt oft vermehrte Blutgefäße; man findet Hinweise auf eine Entzündung.			

Die angeführten Werte bestätigen eine Hashimoto-Erkrankung, die durch erhöhte Autoantikörper und das pathologische Aussehen der Schilddrüse im Ultraschall deutlich wird.

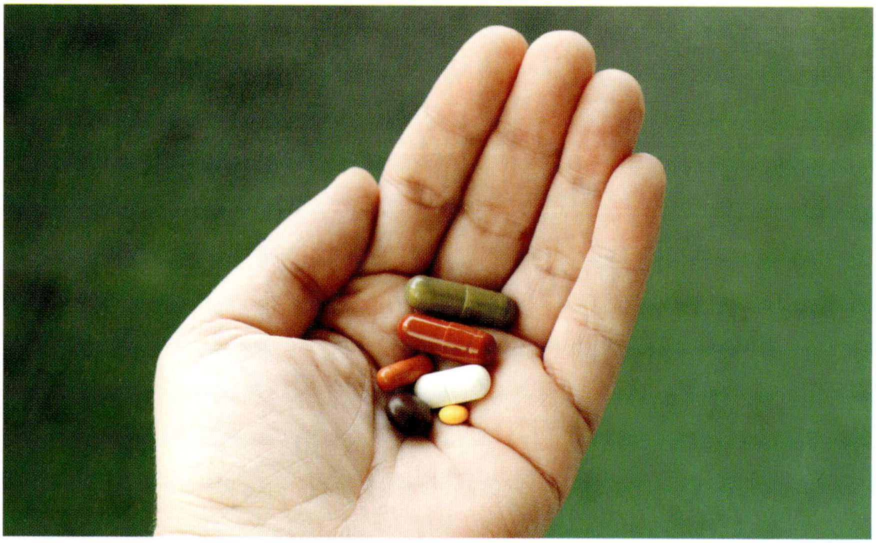

Ein Spezialfall der Schilddrüsenüberfunktion ist die Hyperthyreosis factitia. Dabei handelt es sich um die Überdosierung von Schilddrüsenhormonen im Rahmen einer Schilddrüsentherapie. Hat der Patient eine zu hohe Dosis an Schilddrüsenhormonen eingenommen, treten nämlich Symptome einer Überfunktion auf. Wird die eingenommene Menge reduziert, verschwinden diese aber binnen weniger Stunden oder Tage.

Oft wird die Hyperthyreose allzu vorschnell diagnostiziert, etwa wenn ein Patient am Morgen der Blutabnahme sein Schilddrüsenmedikament eingenommen hat. Dann sind die Schilddrüsenhormone erhöht – ähnlich wie bei jemandem, der sich vor der Blutzuckermessung ein Stück Schokolade gegönnt hat. In diesem Fall ist die Wiederholung der Messung unabdingbar.

Bevor meine Patienten mit der Schilddrüsentherapie beginnen, werden sie darauf vorbereitet, dass diese Therapie nicht immer sofortige Ergebnisse bringt. Schilddrüsenhormone funktionieren nicht wie eine Ein-Euro-Münze, die man in einen Getränkeautomaten wirft, wodurch man daraufhin das gewünschte Produkt in den Händen hält.

Eine Schilddrüsentherapie ist mit den ersten Autofahrstunden Ihres Lebens vergleichbar: Haben Sie das Fahrzeug nicht unter Kontrolle, leiden Sie an Herzklopfen, sind nervös, leicht aggressiv und bekommen Schweißausbrüche. Fahren Sie hingegen souverän mit 120 Kilometern pro Stunde, können Sie mit einem optimalen Verbrauch rechnen. Sie fühlen sich konzentriert, kraftvoll, fokussiert und entspannt zugleich.

Als junger, gesunder Mensch liegen die Schilddrüsenhormone nahe oder oberhalb des Referenzrahmens, ohne Symptome einer Schilddrüsenüberfunktion. Ab dem 30. Lebensjahr beginnt die körpereigene Hormonproduktion jedoch zu sinken – und sie fällt von Jahr zu Jahr weiter ab. Leider gewöhnen sich im Alter viele Menschen daran, mit 80Kilometern pro Stunde auf der langsamen rechten Spur zu fahren. Sie passen sich der Leistung

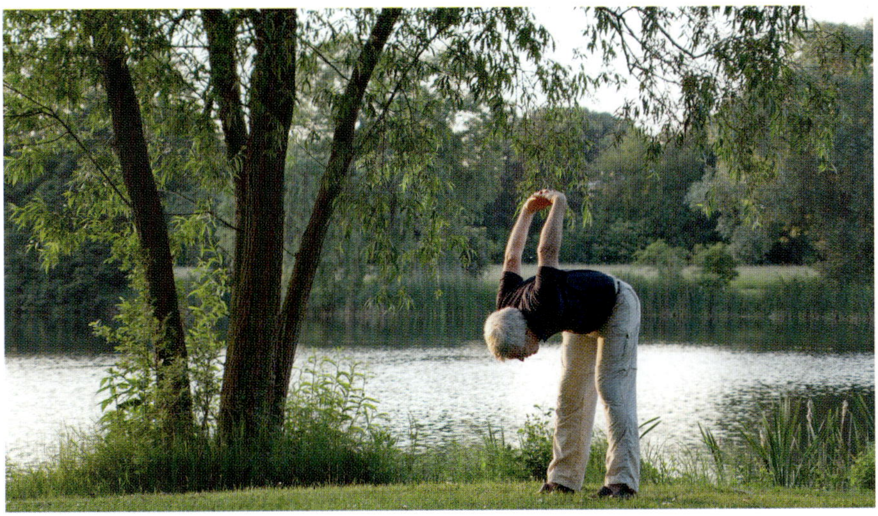

ihres körpereigenen Motors an, frei nach dem Motto: ***„So ist das mit dem Älterwerden."***
Diesen Satz höre ich tatsächlich sehr oft, auch von meinen Kollegen. Aber warum müssen wir uns damit abfinden, dass Verpflichtungen und Belastungen von Jahr zu Jahr schwerer wiegen? Wir dürfen auch mit 30, 50, 80 oder 100 Jahren noch aktiv, frisch, konzentriert und gesund sein!

Zusammenfassung

- Die Schilddrüsenüberfunktion ist durch eine übermäßige Produktion von Schilddrüsenhormonen gekennzeichnet und geht üblicherweise mit einschlägigen Symptomen einher.
- Auch eine Überdosierung von Schilddrüsenhormonen führt zu typischen Symptomen (Herzklopfen, Reizbarkeit etc.).
- Wenn die Schilddrüsenhormone am Tag der Blutabnahme eingenommen wurden, simulieren die Werte eine Überfunktion, jedoch ohne vorhandene Beschwerden. Die Blutabnahme muss wiederholt werden.
- Eine Schilddrüsenüberfunktion kann auch als Phase der Autoimmunerkrankung Hashimoto auftreten. Das wird vor allem durch die Messung der Autoantikörper (TPO-Antikörper und Thyr-Antikörper) erkennbar.
- Eine gut funktionierende Schilddrüse sorgt für Vitalität bis ins hohe Alter.

Der Brand in der Kehle – wenn der eigene Körper zum Feind wird

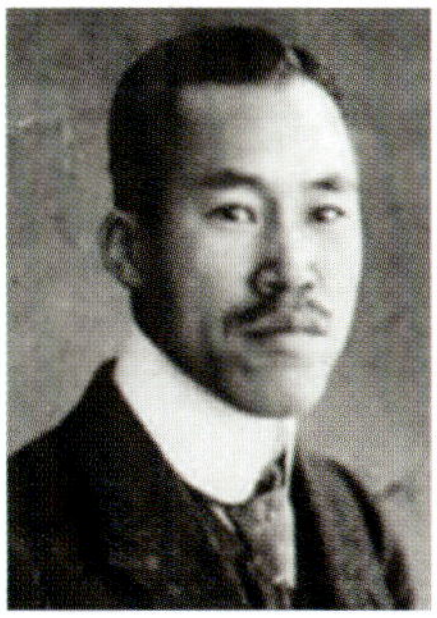

Hakaru Hashimoto, Pathologe und Chirurg

Die Diagnose Hashimoto-Thyreoiditis ruft bei den Patienten ganz unterschiedliche Reaktionen hervor: Sie reichen von Schock, Frust und Entrüstung bis zu Verzweiflung und Ablehnung. Der Name selbst klingt schon so kompliziert, dass man fast glaubt, bald sterben zu müssen. Dabei geht er eigentlich auf den japanischen Entdecker Hakaru Hashimoto (1881–1934) zurück, der die chronische Entzündung der Schilddrüse erstmals im Jahr 1912 beschrieben hat.

Was passiert bei der Hashimoto-Thyreoiditis genau und warum wird sie als Autoimmunerkrankung bezeichnet? Aus bislang ungeklärten bzw. nicht vollständig geklärten Gründen greifen die körpereigenen Immunzellen das Schilddrüsenorgan stark an. In Folge entsteht eine chronische Entzündung, die das Schilddrüsengewebe nach und nach zerstört. Die Autoantikörper des Immunsystems schießen die kleinen, hormongefüllten Säckchen in der Schilddrüse regelrecht an, sodass diese Unmengen von Schilddrüsenhormonen auf einmal in den Blutkreislauf freisetzen. In dieser Phase der Erkrankung leiden die Patienten an den typischen Symptomen einer Hyperthyreose (Schilddrüsenüberfunktion), wie etwa Herzrasen und Nervosität.

Die verletzten Säckchen versuchen weiterhin, Schilddrüsenhormone zu produzieren, sind jedoch zu schwach, um ihrer Aufgabe ausreichend nachzukommen. In dieser Phase machen sich die ersten Symptome einer Hypothyreose (Schilddrüsenunterfunktion) bemerkbar. Dazu zählen unter anderem Müdigkeit, Konzentrationsprobleme und Gewichtszunahme.

Um den Autoimmunprozess der Hashimoto-Thyreoiditis zu bestätigen, ist die Messung der Autoantikörper, des TPOs und der Thyreoglobulin-Antikörper unabdingbar. Ansonsten kann es schnell zu einer Missinterpretation der Laborwerte kommen. Die Patienten erhalten dann fälschlicherweise die Diagnose eine Schilddrüsenüber- oder -unterfunktion.

Beispiel Laborwerte bei Hashimoto-Thyreoiditis

						Referenzwerte
TSH	0,01	mU/l	*	( )		0,2 – 4,46
FT4	1,9	ng/dl		( )	*	0,95 – 1,7
FT3	9,19	pmol/l		( )	*	3,1 – 6,8

Aufgrund unvollständiger Blutuntersuchungen und fehlender Ultraschallkontrollen leben viele Menschen irrtümlich in dem Glauben, an einer Hypothyreose zu leiden. Diese wird routinemäßig mit einem T4-Präparat behandelt, wodurch eine Verbesserung der Lebensqualität und die Hemmung der fortschreitenden Entzündung ausbleibt.

Elisabeth, 39

Elisabeth kam ohne vorhandene Laborbefunde in meine Praxis. Im Anamnesegespräch gab sie an, an Hypothyreose zu leiden.

Dr. Farmini: ***„Sind Sie sicher, dass es sich um eine Hypothyreose handelt oder könnte es auch Hashimoto sein?"***
Elisabeth: ***„Hashi- was?"***
Dr. Farmini: ***„Wie erging es Ihnen mit dem T4-Präparat? War die Einstellung des TSH-Werts schwierig?"***
Elisabeth: ***„Eigentlich war mein TSH-Wert von Befund zu Befund vollkommen unterschiedlich, mal extrem niedrig bei 0,01, dann wieder bei 4,00."***
Dr. Farmini am Ultraschallgerät: ***„Wir werden nun ein komplettes Blutbild Ihrer Schilddrüse erstellen, die Antikörper werden uns Klarheit geben. Ich kann jedoch bereits im Ultraschall sehen, dass Ihre Schilddrüse übermäßig durchblutet und inhomogen ist. Das ist ein klarer Hinweis auf das Vorliegen einer Hashimoto-Thyreoiditis."***

Wie bereits erwähnt hängen die Symptome der Hashimoto-Thyreoiditis von der jeweiligen Erkrankungsphase ab. In der Phase der Überausschüttung von Schilddrüsenhormonen treten die Symptome einer Überfunktion auf. Im Stadium der Unterproduktion kommt es dagegen zu den klassischen Symptomen einer Unterfunktion.

Die Betroffenen schwanken daher ständig zwischen unerträglicher Nervosität und bleierner Müdigkeit. Dieser Wechsel wirft die Patienten oft vollkommen aus der Bahn. Kann die Entzündung nicht ausheilen, droht die vollständige, irreversible Zerstörung des Schilddrüsenorgans, die eine lebenslange Tabletteneinnahme erfordert.

Nicht selten führt eine unzureichend behandelte Hashimoto-Erkrankung auch zu Schilddrüsenknoten und letztendlich zur Entnahme des überlebenswichtigen Organs.

Die Hashimoto-Therapie nach Dr. Farmini: Die Heiligen Drei

Als ich vor vielen Jahren im Internet nach Hashimoto recherchierte, stieß ich – wie die meisten Patienten – auf das kleine, aber schwerwiegende Wort „unheilbar". Während ich die medizinische Studienplattform PubMed® nach Studien durchforstete, sammelte ich zahlreiche wissenschaftliche Belege für eine mögliche Therapie, um meinen Patienten zu helfen. So entdeckte ich die mittlerweile von mir empfohlene Dreifachkombination aus Progesteron, Selen und Vitamin D, die ich liebevoll als „Die Heiligen Drei" bezeichne. Und ich fand heraus: **Entgegen der weitverbreiteten Meinung ist eine Hashimoto-Thyreoiditis sehr wohl heilbar.**

Wie jeder Entzündungsprozess im Körper ist auch die Hashimoto-Erkrankung Zeichen eines Ungleichgewichts im Körper. Je eher sie erkannt wird, desto schneller kann der Heilungsprozess eingeleitet werden. Das oberste Ziel der Hashimoto-Behandlung ist es, den Brand der Schmetterlingsdrüse zu löschen – und sie anschließend wieder aufzubauen. Voraussetzung für den Therapieerfolg ist, den Therapieplan der Heiligen Drei diszipliniert einzuhalten. Wird eine der drei Komponenten vernachlässigt, spiegelt sich dies sofort in den Laborwerten der Patienten wider.

Schauen wir uns die Heiligen Drei doch einmal genauer an.

1. Progesteron – unser Entzündungshemmer

Progesteron ist DER Entzündungshemmer unseres Körpers. Es stimuliert

die Hormonproduktion unserer Schilddrüse und trägt dank seiner Allrounder-Qualitäten zum Heilungsprozess bei vielen Erkrankungen bei.
Faktoren wie Stress, Medikamente, hormonelle Kontrazeptiva oder Ähnliches können die körpereigene Progesteronproduktion drosseln. Dann gerät unser ausgeklügeltes Hormonsystem aus der Balance. Entsteht etwa ein Ungleichgewicht zwischen Progesteron und Estradiol, hat das Östrogen freie Hand, um Entzündungen (zum Beispiel der Schilddrüse) zu verstärken. Progesteron wiederum kann die stimulierende Wirkung von Estradiol auf Autoimmunerkrankungen reduzieren.

2. Selen – der Entgifter

Studien belegen, dass Menschen mit Autoimmunerkrankungen besonders häufig einen verminderten Selenspiegel im Blut aufweisen. Selenmangel ist eine weitere Ursache für Entzündungsherde im Körper und kann Autoimmunangriffe begünstigen. Die gezielte Einnahme des Spurenelements wirkt hingegen antientzündlich, bindet Schwermetalle und mildert Autoimmunprozesse ab.

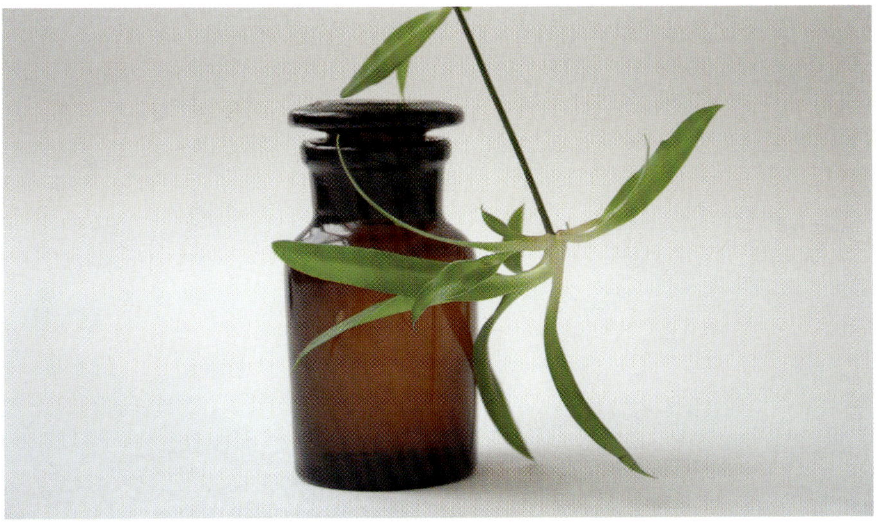

3. Vitamin D – der Psychologe unseres Immunsystems

Auch zeigen Studien, dass Hashimoto-Patienten im Vergleich zu gesunden Menschen meist einen auffällig niedrigen Vitamin-D-Spiegel aufweisen. Das Superhormon Vitamin D macht unser Immunsystem gegenüber Erregern souveräner – es verfällt nicht länger in übermäßige Panik. So lassen sich chronische Entzündungsverläufe, die schließlich zum Angriff auf unseren eigenen Körper übergehen, eindämmen.

Vitamin D leistet damit einen wesentlichen Beitrag zur regulatorischen und antientzündlichen Wirkung auf unsere Immunzellen, die die Bildung von Antikörpern verringert und dafür sorgt, dass Krankheitserreger gezielt bekämpft werden können.

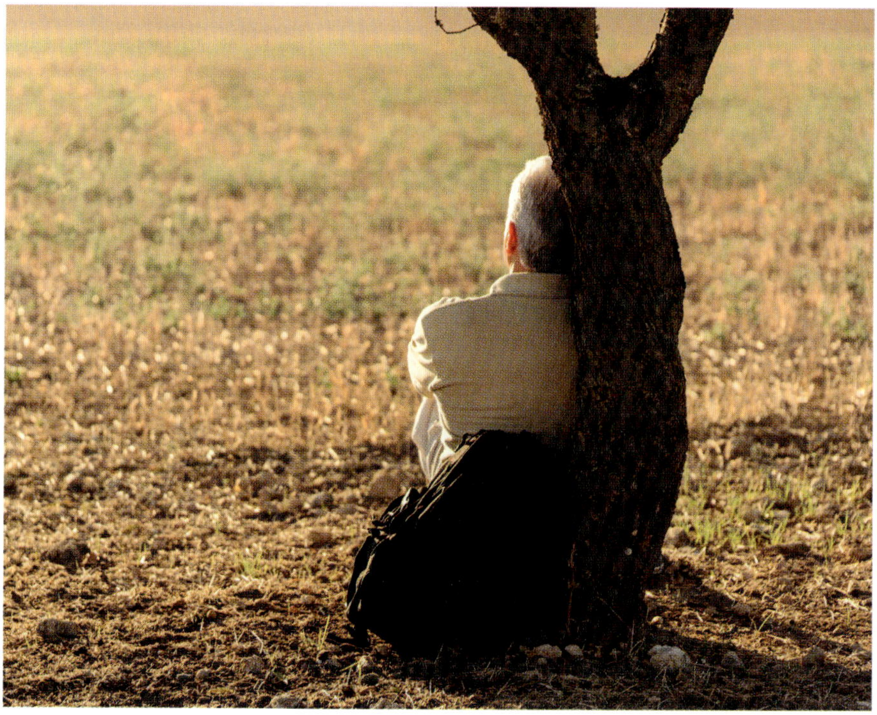

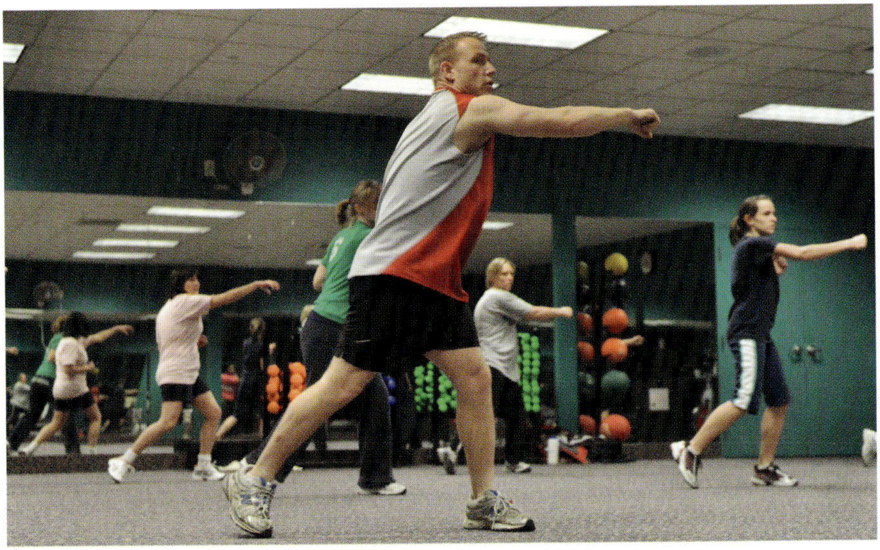

Frederik, 52

Frederik wurde über sechs Monate mit der Dreifach-Therapie nach Dr. Farmini behandelt.

Frederik litt seit Jahren unter den Folgen einer Schilddrüsenentzündung. Seine Symptome wurden von Jahr zu Jahr intensiver. Er geriet an einen Punkt, an dem er merkte, dass es so nicht mehr weitergehen konnte. Er schaffte es kaum noch, seinen Alltag zu bewältigen. Sein ganzer Körper schmerzte. Nach dem Sport, den er mit viel Selbstdisziplin ausübte, litt er tagelang an Muskelkater und erholte sich nur schwer.
Trotz aller Bemühungen wurde sein Gewicht auf der Waage stetig mehr, die Haare auf dem Kopf dagegen immer weniger.

Die erste Messung im Blutserum zeigte einen deutlichen Anstieg der Autoantikörper. Wir starteten mit dem Therapieplan der heiligen Drei, den er strikt einhielt.

Die erste Kontrolle nach sechs Monaten Therapie bestätigte einen deutlichen Abfall der Antikörper und einen sehr erfreulichen Anstieg von Progesteron und Vitamin D – die Werte bewegten sich nun in den Optimalbereich. Zudem zeigte das Ultraschallbild eine deutliche Rückbildung der Schilddrüsenentzündung.

Frederik spürte die Verbesserung enorm. Er war entspannt und zuversichtlich, verlor wieder an Gewicht, hatte keinen Muskelkater mehr und konnte seine Tage zunehmend besser organisieren.

	Erste Messung	Kontrolle nach Dreifach-Therapie	Optimaler Bereich
TPO-Autoantikörper (Blut)	845 U/ml	23 U/ml	< 30
Thyr-Autoantikörper (Blut)	324 U/ml	0 U/ml	< 30
Progesteron (Speichel)	54 pg/ml	3.500 pg/ml	> 1.000
Vitamin D (Blut)	28 ng/dl	84 ng/dl	50 – 150

Maria, 50

Maria wurde über sechs Monate mit der Dreifach-Therapie nach Dr. Farmini behandelt, befolgte diese jedoch inkonsequent.

Meine Patientin Maria klagte über die typischen Symptome einer Hashimoto-Erkrankung: Sie hatte Heißhungerattacken, war depressiv, dauermüde und unkonzentriert. Leider folgte sie den strikten Therapieanweisungen nur unzureichend und fokussierte sich allein auf das ihr verordnete Progesteron. Mit der Einnahme weiterer Präparate fühlte sie sich überfordert und unterschätzte zudem deren Bedeutung.

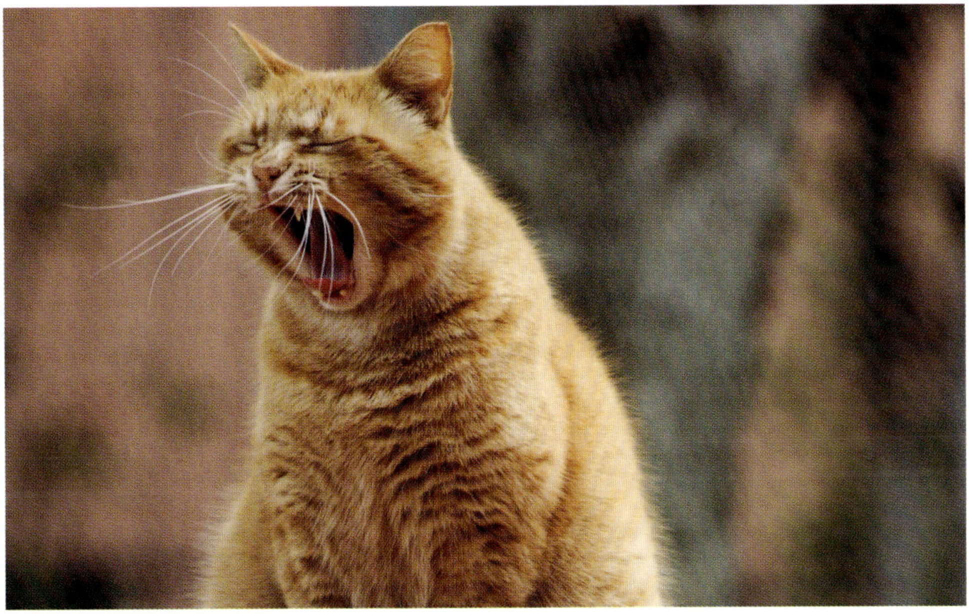

Das Ergebnis: Der Progesteronwert der Patientin stieg deutlich, während die Autoantikörper kaum abfielen. Wie die Vorher-Nachher-Messungen deutlich zeigen, ist jede Komponente der Dreifach-Therapie unverzichtbar. Maria hat auf diese Weise wertvolle Lebens- und Therapiezeit vergeudet.

	Erste Messung	**Kontrolle nach Dreifach-Therapie**	**Optimaler Bereich**
TPO-Autoantikörper (Blut)	376 U/ml	323 U/ml	< 30
Thyr-Autoantikörper (Blut)	480 U/ml	473 U/ml	< 30
Progesteron (Speichel)	158 pg/ml	4.242 pg/ml	> 1.000
Vitamin D (Blut)	30 ng/dl	34 ng/dl	50 – 150

Gluten und Hashimoto

In vielen Artikeln und Patientenforen über die Hashimoto-Thyreoiditis ist das Thema Gluten allgegenwärtig. Die Theorie dahinter: Der Verzehr von Gluten (insbesondere in Form von Weizenprodukten) führt mit der Zeit zum sogenannten Leaky-Gut-Syndrom, dem löchrigen Darm. Das Gliadin, ein Teil des Glutens, tritt durch die undichten Darmwände in das Blut über. Das Immunsystem nimmt das Gliadin als fremde Substanz wahr, die in ihrer Struktur der Beschaffenheit der Schilddrüsenoberfläche ähneln, und produziert Antikörper dagegen. Auf diese Weise wird auch die Schilddrüse zum Feind erklärt und es kommt zum chronischen Angriff der Schilddrüse bis hin zu deren kompletten Zerstörung.

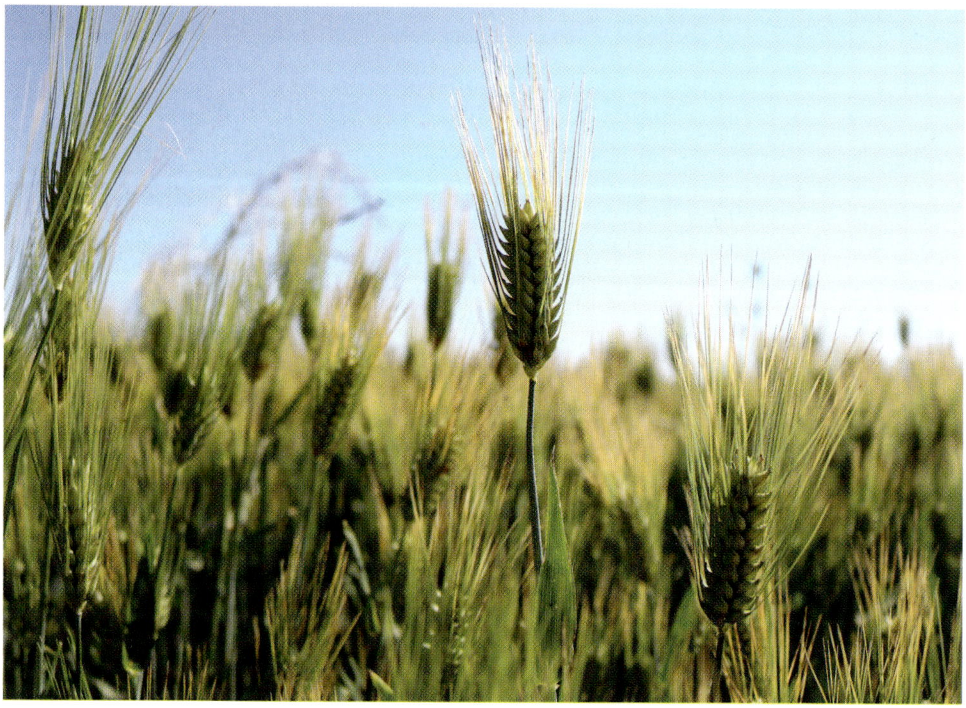

Eine Studie verglich die Hashimoto-Autoantikörper von Patienten, die eine glutenfreie Diät befolgten, mit jenen von Patienten, die weiterhin Gluten zu sich nahmen. Die glutenfreie Diät ging mit einer deutlichen Senkung der Autoantikörper einher.

Anders als man denken könnte, ist die Hashimoto-Thyreoiditis keine auf die Schilddrüse beschränkte Krankheit. Wie eine ganze Reihe von Studien belegt, leiden Menschen mit Hashimoto-Antikörpern auch häufiger an anderen Erkrankungen. Hier einige Beispiele aus wissenschaftlichen Publikationen:

- Patienten mit rheumatoider Arthritis leiden häufiger an Gelenkschäden, wenn sie Hashimoto-Autoantikörper aufweisen.
- Frauen mit Hashimoto-Antikörpern neigen häufiger zu postpartalen Depressionen, die zudem stärker ausfallen.
- Bei Frauen, die Hashimoto-Autoantikörper im Blut haben, steigt das Risiko einer Fehlgeburt um das Dreifache.
- Der Nachweis von Hashimoto-Antikörpern im Blut erhöht das Risiko für eine Frühgeburt.
- Bei vorhandenen Hashimoto-Antikörpern erhöht sich das Risiko, an Schilddrüsenkrebs zu erkranken.
- Hashimoto-Patienten empfinden Ängste und Depressionen tendenziell intensiver als Menschen ohne Hashimoto-Autoantikörper.

- Die Inzidenz von Fibromyalgie ist bei Hashimoto-Patienten höher als bei Menschen, die keine Hashimoto-Autoantikörper aufweisen.
- Kinder von Müttern mit Hashimoto-Antikörpern neigen häufiger zum metabolischen Syndrom.

Zusammenfassung

- Hashimoto ist eine Autoimmunerkrankung, die eine chronische Entzündung in der Schilddrüse hervorruft.
- Die Hashimoto-Erkrankung simuliert phasenweise eine Unter- und eine Überfunktion.
- Hashimoto führt zu einer Verkleinerung des Schilddrüsenvolumens und somit zur dauerhaften Unterfunktion.
- Entgegen der weitverbreiteten Meinung ist die Hashimoto-Erkrankung heilbar.
- Die Therapie besteht aus der täglichen Einnahme von hochdosiertem Progesteron, Selen und Vitamin D.
- Wie Studien zeigen, fördert eine glutenfreie Diät den Heilungsverlauf der Hashimoto-Thyreoiditis.

Laborkontrollen – die Stützpfeiler der Therapie

Um sich ein genaues Bild machen zu können und ein Ungleichgewicht bei der Produktion der Schilddrüsenhormone oder gar eine Erkrankung festzustellen, ist die Ermittlung aussagekräftiger Schilddrüsenwerte durch ein Labor essenziell.

Wie werden die Schilddrüsenhormone korrekt gemessen?

In meiner Praxis konzentriere ich mich auf die fünf wichtigsten Schilddrüsenparameter:

- TSH
- freies T3
- freies T4
- TPO-Antikörper
- Thyr-Antikörper

Bei der Blutabnahme zur Bestimmung der Schilddrüsenwerte sollten einige wichtige Punkte beachtet werden, damit das Untersuchungsergebnis nicht verfälscht wird.

Rahmenbedingungen für die Blutabnahme

- Die Kontrolle sollte nüchtern zwischen 7 und 10 Uhr morgens erfolgen.
- Am Tag der Blutentnahme dürfen keine Schilddrüsenhormone eingenommen werden.
- Am Tag vor der Blutabnahme (etwa 18 bis 25 Stunden davor) müssen die Schilddrüsenhormone wie üblich eingenommen werden.
  Beispiel: Am Sonntag um 10 Uhr erfolgt die letzte Einnahme der Schilddrüsenhormone, am Montag zwischen 7 und 10 Uhr die Blutabnahme.

Zur korrekten Beurteilung des Befunds ist es weiters sehr hilfreich, wenn Sie Ihrem behandelnden Arzt die folgenden Informationen zur Verfügung stellen können:

Zusatzinformationen für die Beurteilung des Befunds

1. Um wie viel Uhr und an welchem Tag wurden die Schilddrüsenhormone zuletzt eingenommen?
2. Um wie viel Uhr und an welchem Tag wurde die Blutentnahme durchgeführt?
3. Welches Präparat nehmen Sie in welcher Menge ein?
4. Sind Sie zufrieden mit der Wirkung (Energie, Konzentration usw.)?
5. Spüren Sie Symptome einer Überdosierung (Nervosität, Herzrasen, Aggressivität, Durchfall)?

Und schließlich kommt es noch darauf an, dass die Kontrolle der Schilddrüsenwerte regelmäßig erfolgt, um den Verlauf zu dokumentieren und notwendige Änderungen in der Therapie frühzeitig in die Wege leiten zu können.

Wann ist der beste Zeitpunkt, um die Schilddrüsenwerte zu kontrollieren?

1. Kontrolle:	zwei Monate nach Therapiestart
2. Kontrolle:	sechs Monate nach Therapiestart
weitere Kontrollen:	jährlich bei Beschwerdefreiheit

Wie bereits in den vorherigen Kapiteln erwähnt, dient die Messung der Schilddrüsenparameter lediglich zur Verifizierung des Diagnoseverdachts bei der Anamnese. Zudem fungieren sie als wichtige Indikatoren für die Therapieführung und sind hilfreich, um die optimale Hormondosis für die Patienten zu finden. Ich kann es jedoch nicht oft genug betonen: Zwar steht und fällt eine erfolgreiche Behandlung mit der korrekten Interpretation der Referenzwerte, jedoch ist niemals außer Acht zu lassen, was der Patient sagt, wie er sich verhält, wie er spricht, aussieht und geht. Klarheit, Struktur, innere Ordnung und Organisation sind eindeutige Hinweise dafür, dass die optimalen Werte bereits erzielt wurden.

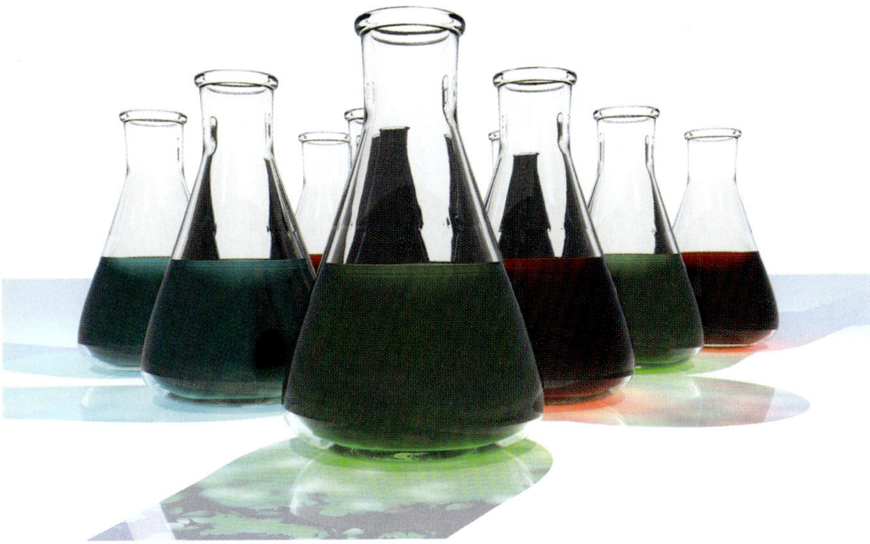

Laborwerte verstehen und richtig interpretieren

Auf jedem Laborbefund finden sich – neben den gemessenen Ergebniswerten – sogenannte Referenzwerte. Die Amerikanische Gesellschaft für Anti-Aging-Medizin und die Internationale Hormongesellschaft betonen, dass die Referenzbereiche lediglich eine Abbildung der Laborwerte von 95 Prozent der untersuchten Patienten ohne bekanntgegebener Krankheit sind. Wie erwähnt, sind optimale Bereiche hingegen jene Bereiche, in denen die Menschen beschwerdefrei sind. Es ist wenig sinnvoll, sich nach den Referenzwerten einer undefinierten Allgemeinheit zu richten, statt die optimalen Zielwerte anzustreben.
Wie Studien belegen, fühlen sich Menschen sehr viel besser, wenn sich ihre im Blut gemessenen Hormone (T3 und T4) im oberen Referenzbereich befinden. Das entspricht auch der alltäglichen Erfahrung in meiner Praxis. Wie es um die Werte eines Patienten bestellt ist, ist leicht zu erkennen: ein regelmäßiger Stuhlgang, kräftiges Haar und eine gute Konzentrationsfähigkeit sind Anzeichen für Werte im oberen Referenzbereich.

Hierzu darf ich Ihnen wieder von einem Patienten aus meiner Praxis erzählen.

Josef, 28

Josef stellte sich aufgrund einer depressiven Verstimmung in meiner Praxis vor. Diese Grundstimmung wurde von mangelndem Interesse an Aktivitäten, unzureichender Konzentration und fehlender mentaler Kraft für die Fertigstellung eines wichtigen Projekts begleitet.

Josef: *„Bei den jährlichen Gesundenuntersuchungen und Blutkontrollen wurden mehrmals meine Schilddrüsenhormone gemessen. Der TSH-Wert*

lag jedoch stets im unauffälligen Referenzbereich. Die Ärzte meinten nur, ich bräuchte eine Pause und solle Urlaub machen. Doch im und nach dem Urlaub hat sich für mich nie etwas verändert. Ich sah zu, wie meine Ehe einschlief und unternahm nichts dagegen, weil mir alles gleichgültig war. Eine Freundin meiner Frau kam eines Tages zu Kaffee und Kuchen zu uns nach Hause und sprach von Dr. Farmini. Sofort waren alle Blicke auf mich gerichtet. Schneller als ich schauen konnte, saß ich in Begleitung meiner Frau beim Frauenarzt.
Als die Auswertungen mein Leiden bestätigten, überkam uns beide Erleichterung. Wusste ich es doch: Etwas stimmt mit meiner Biochemie nicht!
Nach sechs Monaten fühle ich mich nun wieder leistungsfähig, mein Hüftgold ist geschmolzen, ich habe Spaß an meinem Job, bringe Ideen ein und genieße die Zweisamkeit mit meiner Frau – noch, denn wir sind in freudiger Erwartung unseres ersten Kindes!"

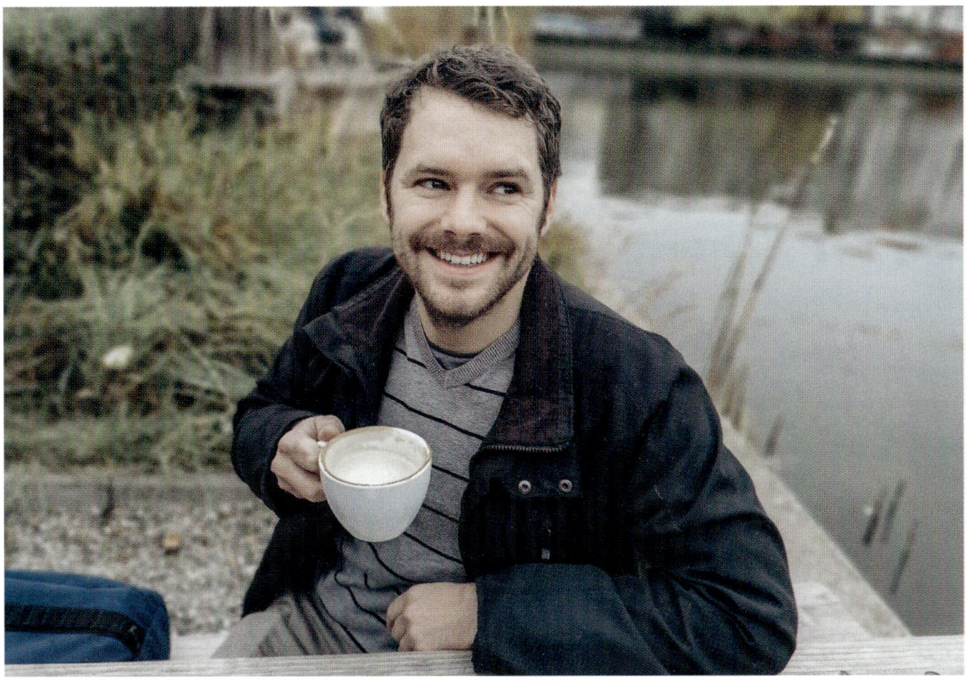

Schauen wir uns Josefs Laborwerte einmal gemeinsam an.

Die Laborwerte TSH und freies T3 (= fT3), freies T4 (= fT4) liegen bei der ersten Messung im Normbereich. Daher hat Josef bis dato nie eine Diagnose mit Therapie erhalten. Das TSH ist hoch (optimal: 0,2 bis 1,2 mU/l), was bedeutet, dass das Gehirn die Rückmeldung bekommt, dass die Schilddrüse zu wenig Hormone produziert.
Das T3, das aktive Schilddrüsenhormon, und das T4, die Vorstufe des aktiven Hormons, befinden sich im mittleren Bereich. Optimal ist jedoch ein Wert im oberen Drittel des Referenzbereichs.

	1. Messung		2. Messung		Referenzbereich
TSH	2,3 mU/l	(*)	0,2 mU/ml *	( )	0,50 – 4,20
freies T3	4,5 pmol/l	(*)	6,3 pmol/l	(*)	3,1 – 6,8
freies T4	1,2 ng/dl	(*)	1,55 ng/dl	(*)	0,95 – 1,70

Nach Therapiestart mit einem Mischpräparat (T3 und T4) bildeten sich Josefs Beschwerden langsam zurück. Die Stimmung des Patienten wurde stabiler, er berichtete über vermehrten Antrieb und eine gesteigerte Konzentrationsfähigkeit. Die Laborwerte der zweiten Messung bestätigten diese Verbesserungen. In diesem Fall sehen wir ein gesundes Verhältnis von TSH mit 0,2 mU/l zu fT3 bei 6,3 pmol/l.

Eine chronische **Unterversorgung mit Schilddrüsenhormonen** ist keine Lappalie und kann unterschiedliche Krankheitsbilder nach sich ziehen. Folgende Risiken gehen mit suboptimalen Schilddrüsenwerten einher:

Risiken bei TSH > 1,2 mU/l	Risiken bei freiem T3 unterhalb des optimalen Bereiches
hoher Blutdruck	reduzierte Muskelmasse
hohe Triglyceridwerte	Sterblichkeit an Herzerkrankung
Verengung der Arterien	Demenz
hohes non-HDL-Cholesterin	Sterblichkeit nach Herzinfarkt
hohes Gesamtcholesterin	Insulinresistenz
Herzgefäßerkrankung	
Fehlgeburt	
Entzündung	
Versteifung der Gefäße	

TSH – der Zünder des Schilddrüsenmotors

Das TSH (Thyreoidea-stimulierendes Hormon) wird im Gehirn produziert und stimuliert die Schilddrüse zur Produktion ihrer Hormone. Nach Überprüfung der wissenschaftlichen Belege schlugen die Internationale Hormongesellschaft und die Amerikanische Gesellschaft für Anti-Aging-Medizin vor, den Optimalbereich für das TSH auf 0,2 bis 1,2 mU/l festzulegen.

Doch heutzutage ist es fälschlicherweise üblich, die Funktion der Schilddrüse anhand des TSH-Werts zu beurteilen – auch unter Medizinern. Ist das TSH im Normbereich, stufen die meisten Ärzte die Schilddrüsenfunktion als unauffällig ein.

Das passiert zum Beispiel bei der routinemäßigen Gesundenuntersuchung: Wenn der TSH-Wert oberhalb des Normbereichs liegt, wird eine Schilddrüsenunterfunktion diagnostiziert und das TSH mit einem Schilddrüsenpräparat gesenkt. Ist das TSH unterhalb des Normbereichs, wird eine Schilddrüsenüberfunktion diagnostiziert und das TSH mithilfe eines Medikaments erhöht. Ist das TSH im Normbereich, unternimmt man nichts.

In all diesen Fällen wird das TSH behandelt, nicht aber der Patient.

Das TSH ist eigentlich kein Schilddrüsenhormon

Beim TSH handelt es sich nicht um ein Schilddrüsenhormon, sondern um ein Hypophysenhormon. Und doch findet man es auf den meisten Laborbefunden bei den Schilddrüsen- statt bei den Hypophysenhormonen.
Das TSH hat die Funktion eines Schalters, der die Produktion der Schilddrüsenhormone in Gang setzt, ähnlich wie das FSH für die Eierstock- und Hodenhormone und das ACTH für die Nebennierenhormone.
Mit der ausschließlichen TSH-Messung wird also nur ein in der Hypophyse produziertes Hormon gemessen, um die totale Ausschüttung der Schilddrüsenhormone festzustellen. Das würde heißen: Je höher die gemessenen Werte der Schilddrüsenhormone sind, desto niedriger ist das TSH, und umgekehrt. Das entspricht aber nicht der Realität.

Damit ein Richtwert aussagekräftig für die Funktion einer Drüse ist, sind drei Parameter zu beachten:

1. Bei wiederholter Messung darf der Parameter kaum Schwankungen unterliegen.
2. Das Ergebnis muss dem Zustand des Patienten entsprechen.
3. Im Laufe der Therapie sollte sich eine Rückbildung der Symptomatik zeigen und das Wohlbefinden verbessern, da eine Therapie sonst wirkungs- und somit sinnlos ist.

Nach meiner Erfahrung erfüllt das TSH keine der drei oben genannten Voraussetzungen bzw. Charakteristika, weswegen es nicht als Maßstab für die Funktion der Schilddrüse geeignet ist.
Es ist beispielsweise interessant zu beobachten, wie sich das TSH im Laufe unterschiedlicher Messungen verändert. Die TSH-Werte können sich innerhalb von Wochen oder sogar Tagen komplett verändern. Das zeigt, dass das TSH als Parameter nicht verlässlich und damit schlichtweg unzureichend für eine Diagnosestellung ist.

Das Beispiel meiner Patientin Simone steht stellvertretend für die Erfahrung, die ich regelmäßig mache, wenn Patienten ältere Befunde mitbringen und die Schilddrüsenparameter daraufhin erneut gemessen werden:

Simone, 35

Hier sieht man, wie sich der TSH-Wert zwischen der ersten und der zweiten Messung stark verändert hat. Das T3 und das T4 sind jedoch fast gleich geblieben.

	1. Messung		2. Messung		Referenzbereich
TSH	2,4 m U/l	(*)	4,4 mU/ml	( )*	0,50 – 4,20
freies T3	4,1 pmol/l	(*)	4,0 pmol/l	(*)	3,1 – 6,8
freies T4	1,08 ng/dl	(*)	1,02 ng/dl	(*)	0,95 – 1,70

Im Rahmen der Schilddrüsenhormonmessungen bei dieser Patientin wird deutlich, dass sich die Werte T3 und T4 wenig bis kaum verändert haben. Aufgrund ihrer Stabilität sind also diese Werte der Grundstein für jede Schilddrüsendiagnostik.

Kann man anhand des TSH-Werts eine Aussage über den Zustand des Patienten treffen?

In meine Praxis kommen täglich Patienten mit Problemen, die mit einem Defizit an Schilddrüsenhormonen in Zusammenhang stehen. Da ihr TSH-Wert im Normbereich liegt, haben die behandelnden Ärzte bislang nichts unternommen.

Doris, 42: ***„Ich leide seit Jahren an Depressionen. Ich funktioniere nur noch und fühle mich leer und ausgelaugt."***
Dr. Farmini: ***„Was hat man Ihnen bei der Besprechung Ihrer Hormonwerte gesagt?"***
Doris: ***„Mein Arzt meinte, meine Werte seien im Normbereich und ich solle zu einem Psychologen gehen."***

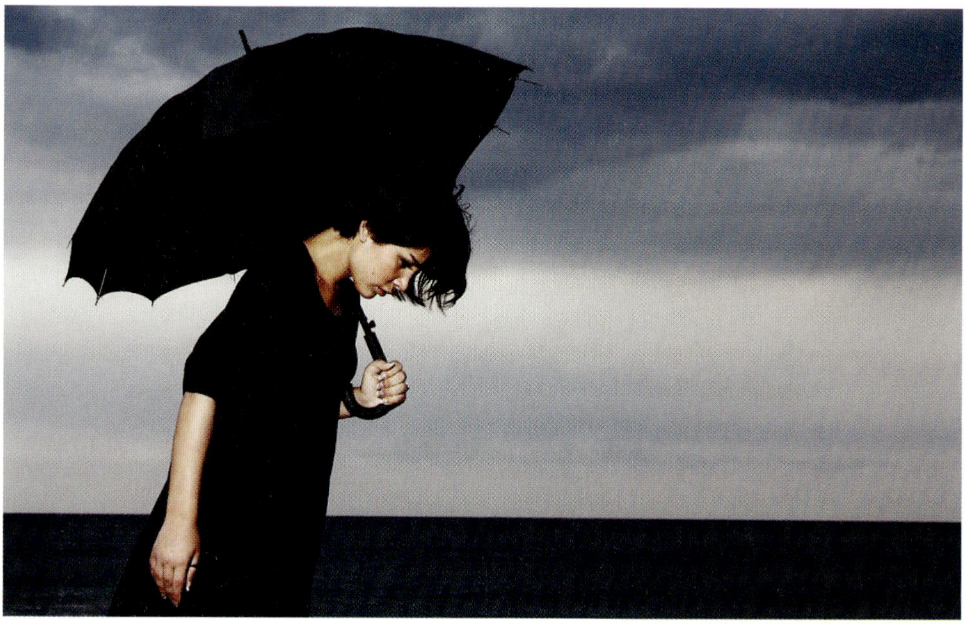

Ich möchte an dieser Stelle nochmals drei Punkte hervorheben:

1. Als Arzt behandle ich den Menschen und keine Laborwerte.
2. Auch wenn der Normbereich dem optimalen Bereich entsprechen würde (was nicht der Fall ist), macht es einen Unterschied, ob man sich mit seinen Werten im unteren, mittleren oder oberen Teil der Skala befindet.
3. Unser Stoffwechsel hat einen sehr großen Einfluss auf unseren Energiehaushalt – und damit auch auf Stimmung und Psyche. Den Menschen ganzheitlich zu betrachten ist die Voraussetzung für eine erfolgreiche Therapie.

Wir studieren die Funktionsweise von Computern, Autos oder anderen Maschinen. Doch das Wichtigste – wie wir selbst funktionieren – beachten wir kaum. Dabei ist es eigentlich ganz einfach: Der sogenannte klinische Verdacht beruht auf typischen Körperzeichen wie geschwollenen Augen, Plattfüßen, langsamen Reflexen oder fehlender Behaarung am äußeren Drittel der Augenbrauen. Wenn Ihnen also jemand erzählt, dass er chronisch müde ist, seinen Alltag nicht mehr bewältigen kann und kaum aus seinen geschwollenen Augen schauen kann, womöglich X-Beine hat und zu Übergewicht neigt, wäre es stark verwunderlich, wenn die Befunde dieses Menschen im Normalbereich lägen. Natürlich muss man aber auch wissen, welche Parameter zu messen und wie die Laborergebnisse zu interpretieren sind, damit das Gesamtbild stimmt. Im Grunde ist es ein bisschen, wie ein Puzzle zusammenzulegen.

T4 (Tetrajodthyronin, Thyroxin) – die Zündkerze

T4 als die Vorstufe von T3 ist das meistproduzierte Hormon der Schilddrüse. Seine Wirksamkeit ist deutlich schwächer als die des T3. Dieses Hormon wird zum Teil in der Schilddrüse, hauptsächlich jedoch in anderen Organen (z.B. Nieren, Leber) zu T3 umgewandelt.
Die Therapie mit einem T4-Präparat zeigt somit erst Wirkung, wenn das enthaltene T4 in das aktive Hormon T3 umgewandelt wird.

Das Problem ist, dass die meisten Menschen nicht in der Lage sind, aus dem medikamentös verabreichten T4 (Levothyroxin oder Levothyroxin-Natrium) genügend T3 zu produzieren.

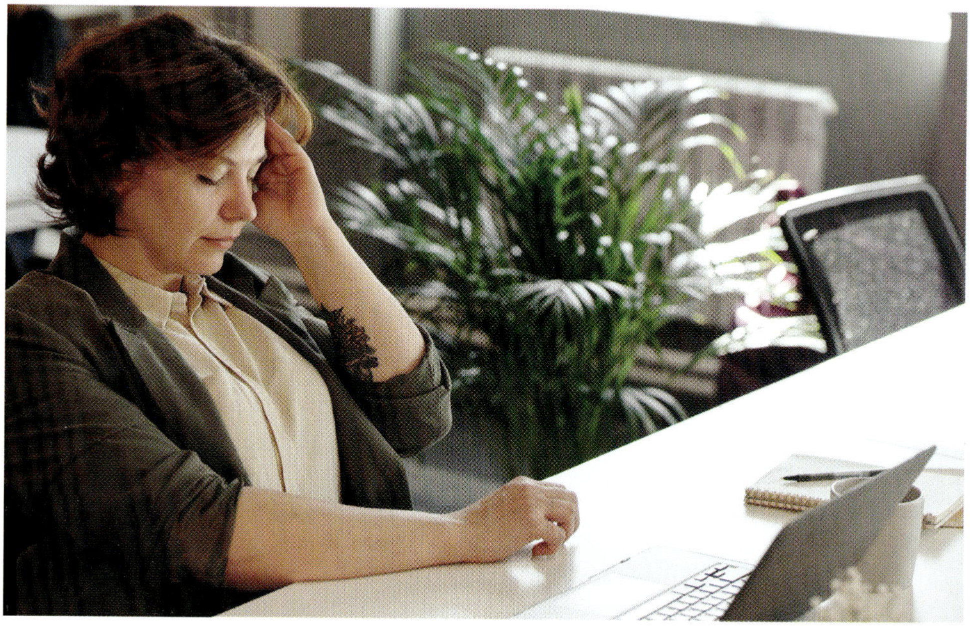

Ich möchte Ihnen ein typisches Beispiel aus der Praxis nennen:
Pat: ***„Ich nehme seit zehn Jahren ein Schilddrüsenmedikament (L-Thyroxin), weil mein TSH zu hoch war."***
Dr. Farmini: ***„Welche Beschwerden hatten Sie damals?"***
Pat: ***„Müdigkeit, Muskelschmerzen, Konzentrationsstörungen, hohes Cholesterin."***
Dr. Farmini: ***„Und wie geht es Ihnen jetzt?"***
Pat: ***„Ich spüre keinen Unterschied. Das TSH ist zwar im Normbereich, das Cholesterin ist aber weiterhin hoch."***

Man muss bedenken, dass es bei der Therapie mit T4 üblicherweise zwei Probleme gibt:

1. Da Patienten mit einer Hypothyreose meistens an Obstipation leiden, ist die Aufnahme des T4 im Darm nicht optimal.
2. Laut meiner Beobachtung findet die Umwandlung von T4 zu T3 bei den meisten Menschen unzureichend statt.

Die Aufnahme von T4 lässt sich verbessern, indem man das Präparat im Mund langsam zergehen lässt, sodass die Hormone über die Mundschleimhaut aufgenommen werden können und sich nicht im Magen-Darm-Trakt verlieren.

Aber die Umwandlung von T4 zu T3 lässt sich in den meisten Fällen trotzdem nicht steigern. Studien belegen, dass die Umwandlung von T4 zu T3 durch das T3 selbst stimuliert wird, sodass in den meisten Fällen ein Kombipräparat aus T3 und T4 die beste Lösung ist.
Hinzu kommt, dass einige Menschen aus T4 mehr reverse T3 (rT3) als T3 produzieren (siehe Abbildung). Das rT3 blockiert jedoch die Wirkung des T3.

Die Internationale Hormongesellschaft und die Amerikanische Gesellschaft für Anti-Aging-Medizin empfehlen – nach Überprüfung der wissenschaftlichen Belege – das obere Drittel des Referenzbereichs als optimalen Bereich.

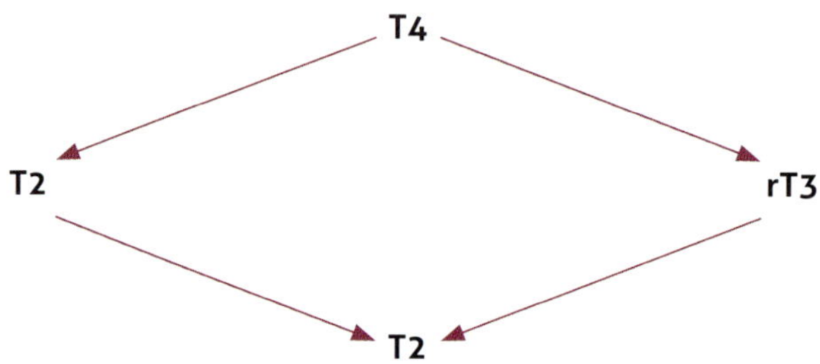

T4 wird sowohl in T3 als auch in die inaktive Form reverse T3 umgewandelt. Beide T3-Formen werden dann in T2 umgewandelt.

T3 (Trijodthyronin, Liothyronin) – die PS des Schilddrüsenmotors

Dieses Hormon ist eines der wichtigsten Bausteine in der Anti-Aging-Therapie. Es schenkt uns mehr Konzentration, Energie und Fokus, senkt unseren Cholesterinspiegel, kurbelt den Stoffwechsel an, stärkt unsere Herzkraft und erweitert die Gefäße. So fördert es die Durchblutung der Organe, erhöht die Körpertemperatur und steigert die Libido. Und: Es senkt das Risiko für Krebs, Osteoporose, Demenz und Infektionen.
Die Internationale Hormongesellschaft und die Amerikanische Gesellschaft für Anti-Aging-Medizin empfehlen – nach Überprüfung wissenschaftlicher Belege – das obere Drittel des Referenzbereichs als optimalen Bereich.

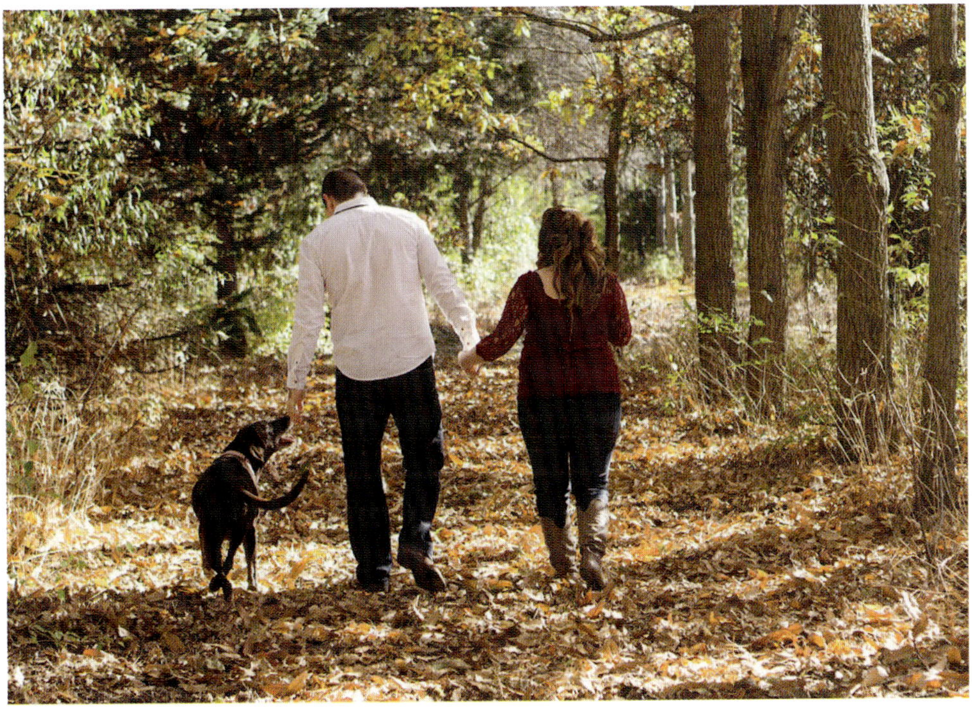

Maria, 41

„Seit ich denken kann, habe ich mich zu dick gefühlt. Schon als Kind war ich immer die Größte in der Klasse. Ich hatte oft Bauchschmerzen, einen Reizdarm, der sich bis heute mit Verstopfung abwechselt. Mein aufgedunsener Blähbauch gibt mir immer ein ungutes Gefühl und – obwohl ich schon oft versucht habe, meine Ernährung umzustellen – meine Heißhungerattacken haben eine gesunde Ernährung auf Dauer verhindert. Hinzugekommen sind in den letzten Jahren schreckliche Muskelschmerzen am ganzen Körper und immer weniger Haare am Kopf. Daraufhin habe ich T4 bekommen, doch macht es keinen Unterschied, ob ich das Präparat einnehme oder nicht. Gegen meine Zyklusunregelmäßigkeit habe ich die Antibabypille verschrieben bekommen. Seitdem habe ich noch kältere Füße und Hände als zuvor."

Maria hat ihre Körperzeichen bereits selbst erkannt. Die Laborwerte bestätigten ihr jahrelanges Leiden. Die Patientin litt unter einer großen Variation an Symptomen, die allesamt ein und dieselbe Ursache haben. Wenn wir jetzt also wissen, dass ein funktionierender Motor uns wärmt und damit Energie und Struktur schafft, ist eine Diagnose selbst ohne Laborwerte einfach.

Was passiert, wenn unser Körper warm ist? Unsere Gefäße erweitern sich, die Blutzirkulation kann bis in die feinsten Kapillaren eindringen, die Zellen ausreichend mit Nährstoffen versorgen und sowohl die Haarwurzeln als auch den Darm aktivieren. Weil der Körper ausreichend versorgt wird, verlangt er nicht nach übermäßigen Kalorien, hat eine innere Struktur und wird regelmäßig entgiftet, wodurch er mit Leichtigkeit Entgiftungsprozesse abwehren kann.

Zurück zu den Laborwerten von Maria: Sowohl das TSH als auch das freie T4 befanden sich im optimalen Bereich, das freie T3 lag allerdings im unteren Normbereich. Nach der Umstellung des T4-Präparats auf ein Kombipräparat T3-T4 verbesserte sich Marias Zustand im Laufe von etwa drei Monaten. Der Laborbefund konnte bestätigen, dass das freie T3 nun im Optimalbereich liegt.

Marias Geschichte ist kein Einzelfall. Tagtäglich erlebe ich Patienten, die einen ähnlichen Leidensweg hinter sich haben. Diese Erfahrungen lehren uns, dass sich Ärzte mit den Problemen der Menschen und stets vollständigen Laborwerten befassen sollten. Auch wenn sich Laborwerte im Normbereich befinden, sollten die Symptome nicht einfach den Patienten überlassen werden.

T2 (Dijodthyronin) – der Reservemotor

T2 wird durch die Entfernung eines Jod-Atoms aus dem T3 gewonnen. Die Wirkung von T2 ähnelt der des T3, ist jedoch sehr viel schwächer. Genau wie das potenteste Schilddrüsenhormon T3 aktiviert T2 die Fettverbrennung und die Energieproduktion. Der einzig bislang bekannte Unterschied ist, dass das T2 an den Rezeptoren im Herzen nicht andockt und somit die Kontraktion des Herzmuskels nicht stimulieren kann.

Cholesterin – ein Indikator der Schilddrüsenfunktion

Seit einiger Zeit gehört das Cholesterin zu meiner Routinediagnostik. Nicht nur, weil ich daraus eine Beurteilung des Gefäßerkrankungsrisikos vornehmen möchte, sondern auch, weil ich neben den vorhandenen Symptomen, Körperzeichen und T3/T4-Werten einen zusätzlichen Kontrollparameter hinsichtlich der Schilddrüsenfunktion habe. Seit 1990 wurden zunehmend wissenschaftliche Daten veröffentlicht, die zeigen, dass das T3 und das Cholesterin in einer inversen Relation zueinander stehen.

Das heißt: Je höher der T3-Wert, desto niedriger der Cholesterinwert und umgekehrt.

Die Therapie des hohen Gesamtcholesterins ist somit die Zufuhr von T3 – das bestätigt auch die tägliche Erfahrung mit meinen Patienten. Wie jede Hormontherapie bedarf auch die Cholesterinsenkung einer gewissen Menge an T3 und einer längeren Therapiezeit. Anders ausgedrückt: Ich kann nur eine kleine Menge an Schilddrüsenhormonen verschreiben, die das wirksame T3 beinhalten, weshalb natürlich keine Cholesterinsenkung binnen drei Monaten zu erwarten ist. Vielmehr ist es das Ziel, den T3-Status über mindestens sechsMonate hinweg in das oberste Drittel des Referenzbereichs zu bringen – und dort zu halten.

Langfristig führt dieser Vorgang zu einer deutlichen Erhöhung des T3 und einer laborchemischen Senkung des Cholesterinwerts. Üblicherweise berichten die Patienten auch von weiteren positiven Wirkungen wie zum Beispiel erhöhter Konzentration, Vitalität, weniger Muskelkater nach sportlicher Aktivität und geschmeidigerer Haut.

Thomas, 53

„Egal, ob Sommer oder Winter – das morgendliche Klingeln des Weckers ist eine Tortur für mich. Ich drücke sicher fünf, sechsmal die Schlummertaste. Dann komme ich regelmäßig gestresst und panisch in die Arbeit, um dort mit halber Kraft und lustlos meinen Tag abzusitzen. Zuhause angekommen, habe ich nur noch die Muße, eine Tiefkühlpizza in den Backofen zu schieben und mich mit dem nächstbesten Film berieseln zu lassen. Oft genug passiert es, dass ich in meiner Kleidung auf der Couch einschlafe, weil das Umziehen und Waschen zu anstrengend ist."

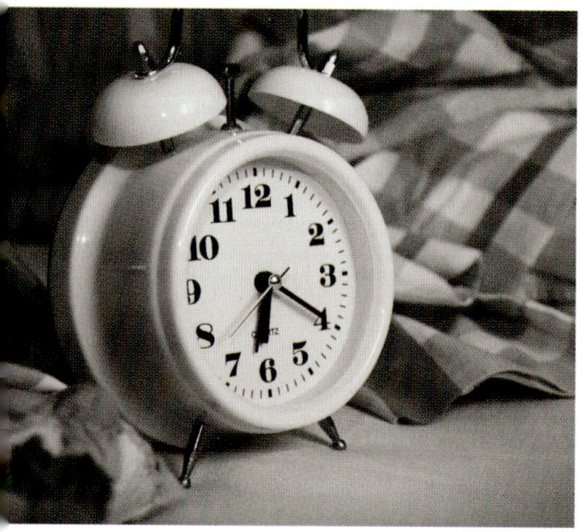

Wenn die Energie fehlt, ist es nicht verwunderlich, dass Menschen wie Thomas nichts mehr schaffen, was ihnen Struktur, Lebensfreude und somit auch Gesundheit bringt. Der Körper des Patienten setzt klare Signale, dass sein Motor auf Sparflamme läuft. Hätte Thomas seine Situation nicht beschrieben, hätten es seine Laborwerte für ihn getan.

	1. Messung	2. Messung	Referenzbereich
TSH	3,5 mU/l (*)	0,9 mU/ml (*)	0,50 – 4,20
freies T3	4,1 pmol/l (*)	6,0 pmol/l (*)	3,1 – 6,8
freies T4	1,08 ng/dl (*)	1,42 ng/dl (*)	0,95 – 1,70
Gesamt-cholesterin	250 mg/dl ( ) *	209 mg/dl ( )*	140 – 200

Bei der ersten Kontrolle, etwa sechs Monate nach Therapiebeginn, hatte Thomas seine Lebensenergie und seinen Optimismus zurückgewonnen. Parallel zum Anstieg des aktiven Schilddrüsenhormons T3 ließ sich ein Rückgang des Cholesterinspiegels nachweisen.
Im Grunde ist es nur logisch, dass ein angekurbelter Stoffwechsel Fett verbrennt und dadurch Cholesterin zum Schmelzen bringt.

Prolaktin und Schilddrüsenhormone

Manchmal wird im Rahmen einer Hormonüberprüfung auch der Prolaktinwert bestimmt, der deutlich erhöht sein kann. Begleitsymptome können Zyklusunregelmäßigkeit oder eine weißliche Absonderung aus der Brust sein. Eine mögliche Ursache – nach meiner Erfahrung eher selten – ist ein Tumor der Hirnanhangdrüse (Hypophyse), der Prolaktin produzieren kann. Eine Operation ist in vielen Fällen nicht notwendig.

Die häufigste Ursache aber für den Anstieg des Prolaktins ist eine hormonelle Dysbalance.
Die Prolaktinproduktion unterliegt Stimulierungen und Blockaden durch andere Hormone, wie es typischerweise im Hormonnetzwerk der Fall ist.

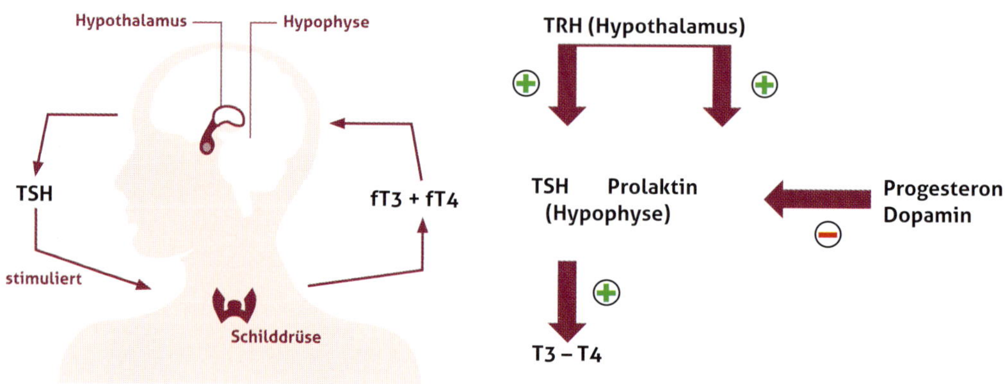

Hemmer der Prolaktinproduktion sind Progesteron und Dopamin.

Dopamin ist ein Hormon, das vielen bekannt ist, weil dessen Mangel mit der Parkinson-Krankheit verbunden ist.

Üblicherweise wird zur Therapie des erhöhten Prolaktinwertes ein Medikament verschrieben, das ähnlich wie das Hormon Dopamin wirkt und somit die Produktion von Prolaktin unterdrückt. Als häufig bis sehr häufig angegebene Nebenwirkungen in der Packungsbeilage des Medikamentes sind Verstopfung, Depression und Blutdruckabfall, welche auch Symptome eines Defizits an Schilddrüsenhormonen sein können. Eine im Jahre 2002 publizierte Studie konnte beweisen, dass Menschen unter Therapie mit diesem Medikament niedrigere Schilddrüsenhormonwerte als vor Beginn der Therapie aufwiesen.

Es gibt zwei häufige Ursachen für die Erhöhung der physiologischen Produktion des Prolaktins:

Die erste Ursache ist die defizitäre Produktion der Schilddrüsenhormone. Wenn die Schilddrüsenhormone nicht in ausreichender Menge produziert werden, erhält das Gehirn eine Nachricht und versucht die Schilddrüse zu stimulieren. Zu diesem Zweck wird zuerst die Menge an TRH im Hypothalamus erhöht, welches dann die Hypophyse zur Produktion von TSH aktiviert. In Folge wird Druck auf die Schilddrüse gemacht und die Hormone T1 bis T4 ausgeschüttet. Durch die verbesserte Schilddrüsenproduktion erhält das Gehirn die Nachricht, dass es genug Schilddrüsenhormone im Blut gibt, und somit wird die Produktion von TRH und TSH reduziert.

Die zweite Ursache ist der Mangel an Progesteron. Man darf nicht vergessen, dass die Hormone nicht nur für sich allein existieren. Das Netzwerk der Hormone ist sehr komplex, daher muss man immer bedenken, dass, wenn man Hormone verschreibt, man andere Hormone stimulieren oder blockieren kann, und dass jedes Hormon dann in ein anderes Hormon umgewandelt wird.

Das Progesteron ist bewiesenermaßen ein Hemmer des Prolaktins. Es ist aus Untersuchungen bekannt, dass die Prolaktinproduktion physiologisch in der Nacht das Maximum erreicht, während das Progesteron in dieser Zeit die minimale Ausschüttung aufweist. Umgekehrt sinkt das Prolaktin am Tag, während das Progesteron ansteigt.
Wenn man das Gleichgewicht unter diesen Hormonen wiederherstellt, kann man auch das erhöhte Prolaktin auf physiologische Weise wieder senken.

Zusammenfassung

- Die Blutabnahme für die Kontrolle der Schilddrüsenhormone sollte zwischen 7 und 10 Uhr morgens (ohne Zufuhr von Schilddrüsenhormonen am selben Tag) erfolgen.

- Jede erfolgreiche Behandlung steht und fällt mit der korrekten Interpretation der Referenzwerte.
- Wie man sich fühlt, wie man sich verhält und aussieht sind aussagekräftige Kriterien in der Diagnostik und zur Therapiefindung. Es zählt das Gesamtbild.
- Statt Referenzwerten sollten optimale Zielwerte angestrebt werden.
- TSH ist eigentlich kein Schilddrüsenhormon und der TSH-Wert wegen seiner Schwankungsbreite kein Maßstab für die Funktion der Schilddrüse.
- Aufgrund ihrer Stabilität sind die Werte T3 und T4 der Grundstein für jede Schilddrüsendiagnostik.
- Die meisten Menschen können medikamentös zugeführtes T3 nicht optimal aufnehmen oder umwandeln.
- Ein Kombinationspräparat aus T3 und T4 ist in vielen Fällen die beste Lösung.
- Ein zu hoher Gesamtcholesterinwert kann durch die Zufuhr von T3 behandelt werden. Eine Senkung des Cholesterinwerts und ein höherer T3-Wert kurbeln den Stoffwechsel an und verhelfen zu mehr Lebensenergie und Optimismus.

Anleitung zur Therapie – der Weg zur Heilung

Eine Therapie sollte nicht nur die Symptomatik, sondern auch deren Ursache behandeln. Nur wenn dies der Fall ist, kann von Heilung die Rede sein. Ob die Schilddrüsentherapie funktioniert und dem Körper zurück in seine natürliche Balance verhilft, zeigt sich durch die Steigerung bzw. Zunahme von Konzentration, Antrieb, Stimmung und Lebenskraft. Sollten sich diese Erwartungen nicht sofort erfüllen, lassen Sie sich bitte auf keinen Fall entmutigen: Eine Schilddrüsentherapie braucht Zeit und Geduld. Da wir glücklicherweise nicht alle gleich sind, kann auch eine Anpassung der Dosis und/oder ein Wechsel des Präparats erforderlich sein. Hier gilt das Prinzip: Probieren geht über Studieren.

Die Basis einer gut balancierten Schilddrüsentherapie ist das Progesteron. Ergänzt wird es durch Schilddrüsenextrakte, die in Form von unterschiedlichen Präparaten erhältlich sind. Schauen wir uns die einzelnen Komponenten der Schilddrüsentherapie und ihre Anwendung genauer an:

Progesteron – die Basistherapie

Die Schilddrüse ist für die Entwicklung und den Erhalt unserer Gesundheit unverzichtbar. Genau wie alle anderen Organe arbeitet jedoch auch unser Schmetterlingsorgan nicht für sich allein. Im Gegenteil: Unsere Schilddrüse ist ein unverzichtbarer Bestandteil im komplexen Netzwerk unseres Körpers. Alles in uns kommuniziert, wie in einem Wald, in dem alle Bäume durch ihre Wurzeln miteinander verbunden sind und sich gegenseitig stützen. Im Wald sind es die Pilze, die sein Netzwerk am Leben erhalten – in unserem Körper fällt diese Aufgabe den Hormonen zu.

Eine tragende Rolle spielt hierbei das Progesteron: Es bildet die Vorstufe der meisten fettlöslichen Hormone, wirkt antientzündlich, antiallergisch

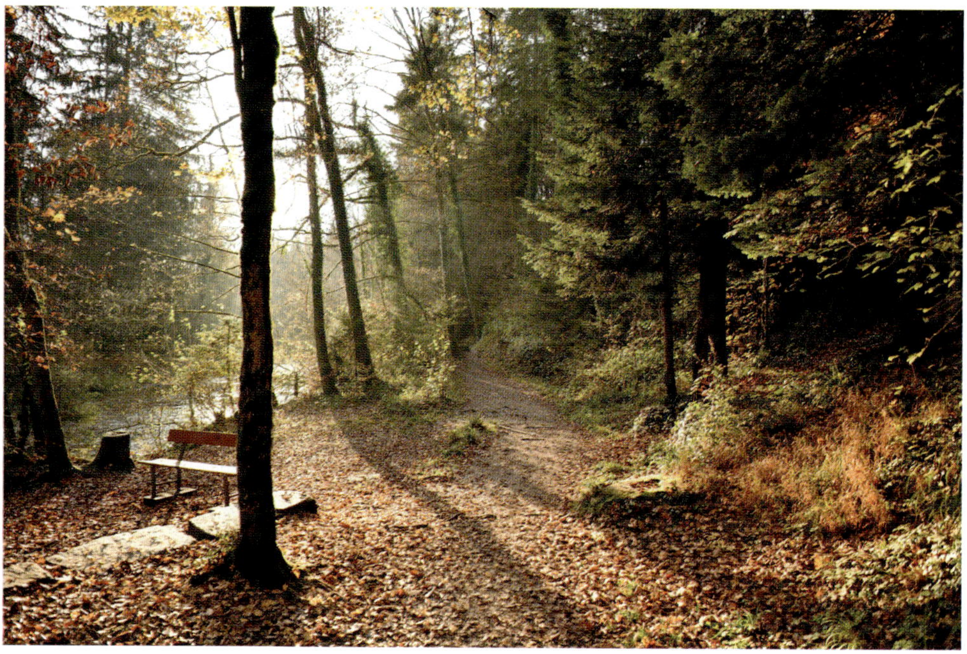

und antidepressiv. Es reduziert das Risiko, an Brust-, Eierstock-, Gebärmutter- und Prostatakrebs zu erkranken, schenkt uns Entspannung, verleiht uns eine frischere Ausstrahlung und glättet Falten. Am bekanntesten ist es jedoch für seine schwangerschaftserhaltende Wirkung. Trägt eine Frau ein Kind aus, steigt ihr Progesteronspiegel stark an: zum einen, um einer Fehlgeburt entgegenzuwirken. Und zum anderen, weil das Hormon für die gesunde Entwicklung des Ungeborenen unentbehrlich ist. Es ist dem Progesteron zu verdanken, dass sich werdende Mütter im zweiten Drittel der Schwangerschaft so auffallend gut fühlen und zugleich wunderschön und entspannt aussehen.

Zudem aktiviert Progesteron die Botenstoffe der Schilddrüse. Sind diese zu niedrig, ist wiederum von einem Mangel an Progesteron auszugehen. Während uns Progesteron Entspannung verleiht, schenken uns die Schilddrüsenhormone Antrieb und Energie. Die Balance zwischen diesen beiden Kräften herzustellen, ist die Kunst des Therapeuten.

Vergessen Sie das 90-60-90-Ideal – entscheidend ist, wie Sie riechen!

Je höher ihr Progesteronwert, desto attraktiver wirken Frauen (insbesondere) auf das männliche Geschlecht. Denn der Progesteron-Duft suggeriert Männern Fruchtbarkeit. Und diese Eigenschaft ist sexy, weil es in unserer Natur liegt, uns fortpflanzen zu wollen. Wie wir riechen, kann jedoch auch als unangenehm wahrgenommen werden: Denken Sie nur an den typischen Geruch im Altersheim – selbst Parfums schaffen es nicht, diesen Körperduft zu überdecken. Er ist die Folge des drastischen Hormonabfalls mit steigendem Alter.

Auch Medikamente, die die natürliche Progesteron-Produktion unterdrücken (z.B. die Antibabypille) verursachen einen irreversiblen Schaden an

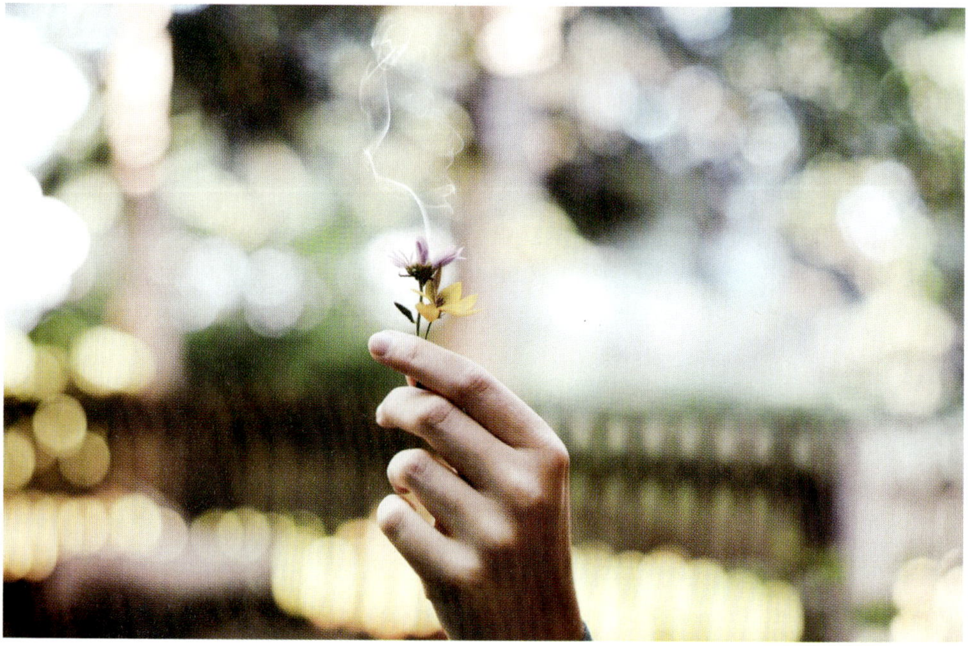

unserem endokrinen System, der jahrzehntelang mittels Speicheltest nachweisbar ist. Diese Substanzen berauben uns unserer natürlichen Ausstrahlung und unseres natürlichen, attraktiven Körperdufts.
Mit verheerenden Folgen: Durch die Veränderung unseres Körpergeruchs verändert sich auch unsere eigene Wahrnehmung von Düften. So passiert es nicht selten, dass wir uns zum Beispiel unter Einnahme der Antibabypille den falschen Partner aussuchen, wie Studien belegen.

Entscheidet sich eine Frau mit Mitte 30, die Antibabypille abzusetzen, wenn sie bereits unter Zeitdruck für die Familienplanung steht und mit ihrem Partner einen Kredit für ein Haus aufgenommen hat, so kann darauf ein böses Erwachen folgen. Sie entliebt sich, ohne zu verstehen, warum, und die Katastrophe beginnt. Wir dürfen nicht vergessen, dass wir ein Teil der Natur sind. Eine Spezies, die sich seit Millionen von Jahren immerzu weiterentwickelt. Das leichtsinnige Eingreifen in dieses hochsensible System zieht fatale Folgen nach sich, die wir – oft aus Unwissenheit – stark unterschätzen.

Auch Männer sind vor den Schäden hormoneller Kontrazeptiva nicht gefeit. Wir erinnern uns: Bei jedem Kuss oder Geschlechtsverkehr tauschen wir Sexualhormone aus – so auch die künstlichen Hormone der Antibabypille, die die natürliche Hormonproduktion stark vermindern. Dabei ist gerade das Progesteron auch für Männer wichtig: Es macht nicht nur sie selbst entspannt, attraktiv und wohlriechend, sondern auch ihre Spermien fruchtbarer und schneller. Daher therapiere ich bei (unerfülltem) Kinderwunsch nicht nur die Frau, sondern auch ihren Partner.

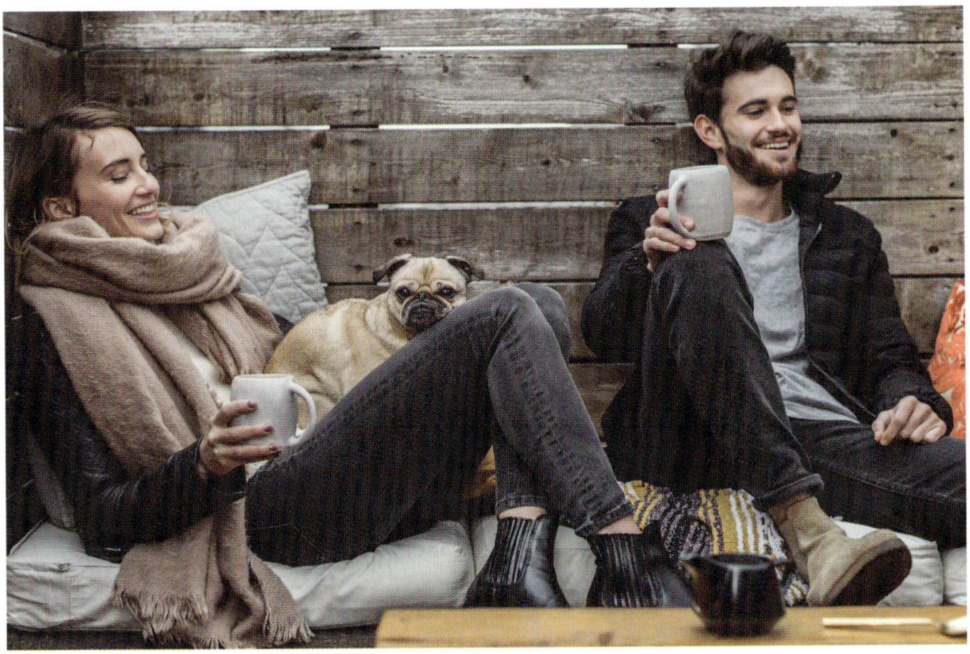

Die Therapie mit den Schilddrüsenhormonen

Schilddrüsenhormone sind nicht fettlöslich und werden daher nicht über die Haut aufgenommen. Deshalb müssen sie oral zugeführt werden. Der ideale Zeitpunkt für die Einnahme der Schilddrüsenkapseln ist etwa eine Stunde vor dem Essen oder zwei Stunden nach dem Essen.

Nach der oralen Einnahme werden die Schilddrüsenhormone im ersten Teil des Dünndarms– Zwölffingerdarm (Duodenum) oder Leerdarm (Jejunum)– aufgenommen. Voraussetzung dafür ist ein saurer pH-Wert im Magen. Die (relativ weitverbreitete) Besiedlung mit dem Bakterium Helicobacter pylori kann allerdings zu einer chronischen Magenentzündung und daher zur reduzierten Produktion von Magensäure führen. In Folge ist der pH-Wert des Magens nicht mehr sauer, wodurch sich die Aufnahme der Schilddrüsenhormone verringert.
Auch eine Dysbalance der Darmflora, wie sie beispielsweise bei Laktoseintoleranz oder bei SIBO (Abkürzung für „small intestinal bacterial overgrowth, ein übermäßiges Wachstum von Bakterien im Dünndarm) vorliegt, kann die Aufnahme der Schilddrüsenhormone mindern. Um den Weg durch den Magen-Darm-Trakt und die damit verbundene Aufnahme zu umgehen, können die Tabletten auch im Mund aufgelöst werden.

Da es sich um antriebgebende Hormone handelt, empfehle ich grundsätzlich, die Extrakte morgens einzunehmen. Beachten Sie aber bitte, dass wir – glücklicherweise – nicht alle gleich sind: Nicht für jeden ist die morgendliche Einnahme optimal. Es gibt Patienten, die sich mit der Einnahme zu Mittag oder am frühen Nachmittag wohler fühlen. Andere teilen ihre Schilddrüsenhormone lieber in zwei Portionen auf, die sie zum Beispiel morgens und abends oder morgens und mittags zu sich nehmen.

Jeder, der eine Hormontherapie beginnt, sollte selbst austesten, ob er sich mit einer Einmaldosis wohler fühlt oder die Einnahme lieber über den Tag verteilt. Auch welche Menge an Schilddrüsenhormonen den gewünschten Effekt bringt, ist individuell.

Übersicht über die Wirkstoffe von Schilddrüsenpräparaten

	T3	T4	T3-T4
Euthyrox®		✔	
Thyrex®		✔	
Novothyral®			✔
Prothyrid®			✔
Thybon®	✔		
Liotir®	✔		
Natürliche Extrakte			✔

Das T4-Dilemma

T4 ist ein Hormon mit einer sehr geringen Wirkung. Dennoch wird es in Form von Monopräparaten (z.B. Euthyrox®, Thyrex®) verschrieben. Die Idee dahinter: T4 wandelt sich langsam in das weitaus potentere Hormon T3 um und entfaltet so letztendlich doch seine Wirkung. Fast keiner meiner Patienten kann jedoch genügend T3 aus T4 produzieren.

Auch bei der Aufnahme im Darm gibt es gravierende Unterschiede: Lediglich 35 bis 67 Prozent der eingenommenen T4-Menge wird auch tatsächlich vom Darm aufgenommen. Beim weitaus potenteren Hormon T3 liegt die Aufnahme hingegen bei 95 Prozent.

Reines T4 führt daher meistens zu keinem oder– in seltenen Fällen – zu einem leichten Rückgang der Symptome. Laborchemisch lässt sich die schwache Umwandlung von T4 zu T3 eindeutig nachweisen.

Mit purer T3-Kraft gegen die Umwandlungsstörung

T3-Präparate sind für Menschen mit einer Konversions- bzw. Umwandlungsstörung sinnvoll, also für jene Menschen, die das Hormon T4 vermehrt in reverse T3 (rT3) statt in T3 umwandeln. Reverse T3 ist ein inaktives Hormon, das die Wirkung von T3 reduziert, indem es seine Andockstellen belegt. Das Problem daran: Nur wenn ein Hormon an diese Stellen andocken kann, kann es– nach dem sogenannten Schlüssel-Schloss-Prinzip – seine Wirkung entfalten.

Bei der Einnahme reiner T3-Präparate kann es sinnvoll sein, die Dosis in zwei Portionen über den Tag verteilt einzunehmen. Der Grund dafür ist, dass T3 eine kürzere Wirkzeit aufweist, die nicht den ganzen Tag lang anhält.

Elke, 45

Elke nahm seit ihrem 17. Lebensjahr die Antibabypille. Seitdem stieg ihr Gewicht rasant an. Mit einem BMI von 31 war sie bereits stark übergewichtig. Diäten fruchteten nicht, für Sport konnte sie sich nicht motivieren und Heißhungerattacken gehörten zu ihrem täglichen Leben. Als sie sich bei mir in Therapie begab, waren ihre Schilddrüsenwerte eindeutig zu niedrig. Deshalb erhielt sie zunächst Extrakte aus der Schweineschilddrüse, die die Schilddrüsenhormone T1 bis T4 enthalten. Doch Elke hatte große Schwierigkeiten, ihre optimale Einstellung zu finden– keine der zu erwartenden positiven Wirkungen traf ein. Wir versuchten es deshalb mit einem

T3-T4-Präparat, doch auch dieses brachte keinen Effekt. Schließlich bekam die Patientin ein reines T3-Präparat und siehe da: Bereits nach einem Monat hatte sie fünf Kilo abgenommen.

T3-T4 – der Goldstandard

T3-T4-Präparate sind jene, die erfahrungsgemäß die besten Ergebnisse erzielen. Dazu zählen unter anderem mehr Antrieb und Konzentration sowie festere Haare und Nägel. Im Vergleich zu T4-Tabletten ist die Einstellung bei diesen Mischpräparaten allerdings etwas aufwändiger. Sie enthalten das potente Hormon T3, das unter anderem den Puls beschleunigt. Für Menschen mit niedrigem Puls und Blutdruck kann das ein wichtiger und erwünschter Effekt sein. Im Falle einer Überdosierung können diese Präparate jedoch logischerweise zu Herzrasen führen. Diese unerwünschte Wirkung bildet sich jedoch durch eine Dosisreduktion binnen weniger Stunden oder Tage zurück.

Vorteile des T3-T4-Präparats gegenüber dem T4-Präparat:

- Libidosteigerung
- effektivere Gewichtsreduktion
- Senkung von Gesamtcholesterin und LDL-Cholesterin

Schilddrüsenextrakte

Bei einer Schilddrüsenergänzungstherapie kann man nicht primär sagen, dass dieses oder jenes Präparat am besten ist. Es gibt Menschen, die sich mit dem einen Präparat am wohlsten fühlen, und Menschen, die ein anderes Präparat bevorzugen.

Bei den von mir verwendeten Schilddrüsenextrakten handelt es sich um Extrakte aus der Schilddrüse des Schweins. Sie enthalten, neben den bekannten T3- und T4-Hormonen, auch reverses T3, T2, T1, Jod, Thyreoglobulin und Calcitonin. Die Schilddrüsenextrakte werden in der Apotheke magistral in Kapseln oder als Lutschtabletten zubereitet und das kann von Vorteil sein.

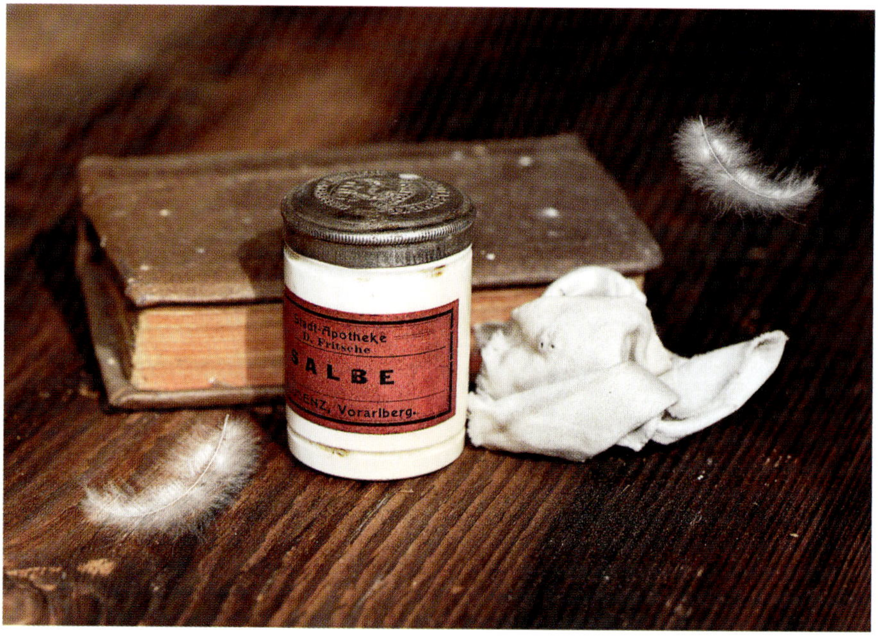

Man kann die Schilddrüsenhormone zum Beispiel in einer Retard-Formel mischen. Das bedeutet, dass die Hormone nicht alle sofort, sondern über viele Stunden hinweg freigesetzt werden, was in manchen Fällen – vor allem am Anfang der Therapie – zu einer starken, zum Teil unangenehmen Wirkung (Herzrasen, Nervosität) führen kann. Für manche Patienten ist aber die Retard-Formel nicht zufriedenstellend und sie bevorzugen die schnell wirksame Variante.

Ein weiterer Vorteil ist, dass man das Verhältnis T3:T4 durch die Zugabe von reinem T4 an das Wohlbefinden des Patienten anpassen kann. Man darf hier erwähnen, dass das Verhältnis T3:T4 in der Schweineschilddrüse 1:4 beträgt, während das Verhältnis in der menschlichen Schilddrüse 1:10 ist.

Man kann auch, wenn es erwünscht ist, eine Dual-Formel anwenden. Das bedeutet, dass ein Teil des Inhaltes der Hormone sofort und ein Teil langsam freigesetzt wird.

In einer im Oktober 2021 veröffentlichten Studie wurden 31 Patienten mit Schweineextrakten therapiert und dann in einem Nachsorgeprogramm beobachtet. Eine Person unterbrach die Therapie wegen fehlenden Vorteils und zwei weitere wegen Herzrhythmus-Beschwerden. Ein klarer Benefit und die Verbesserung der Lebensqualität wurden bei Patienten mit einer Vorgeschichte von erfolgsloser Therapie mit T4-Präparaten festgestellt. Das Problem des Herzrasens sollte nicht als Nebenwirkung eingestuft werden, sondern als Wirkung, denn das ist eine der Funktionen der Schilddrüsenhormone: den Herzschlag zu beschleunigen und somit die Blutversorgung aller Organe zu verbessern. Im Falle von Herzrasen sowie Unruhe reicht es, die Dosis der Schilddrüsenhormone zu reduzieren, und jene des Progesterons, das immer mit einer Schilddrüsentherapie verschrieben werden sollte (auch wegen seiner entspannenden Wirkung) zu erhöhen.

Übersicht über den Inhalt der Schilddrüsenhormone in den verschiedenen T3-T4-Präparaten

	Inhalt T4 in µg	Inhalt T3 in µg	Verhältnis T3:T4
Prothyrid®	**100**	**10**	**1:10**
Novothyral®	**100**	**20**	**1:5**
Schilddrüsenextrakte	**100**	**25**	**1:4**
Schilddrüsenextrakte + T4	**100**	**10**	**1:10**

Wann man die Dosis reduzieren sollte

Die Therapiedosis hängt von der Verträglichkeit der jeweiligen Hormone ab. Diese wiederum ist einerseits vom Gewöhnungseffekt und andererseits von der hormonellen Balance abhängig. Den Gewöhnungseffekt kennt jeder von uns aus der Pubertät: Ein Kind fängt an, plötzlich viel mehr Hormone zu produzieren. Das kann zu unangenehmen Konsequenzen wie zum Beispiel Stimmungsschwankungen, Reizbarkeit oder Schlafstörungen führen. Nach einigen Monaten jedoch hat sich der Körper an die höheren Hormonmengen gewöhnt und die unangenehmen Symptome bilden sich zurück.

Ein weiterer Faktor, der die Verträglichkeit der Therapie beeinflusst, ist das Verhältnis der Hormone untereinander. In einem gesunden Körper herrscht ein Gleichgewicht zwischen dem aktiven Schilddrüsenhormon T3 und dem Progesteron. Das T3 erhöht die Herzkraft und Herzschlagfrequenz und liefert somit Energie, während uns das Progesteron die Fähigkeit zur Entspannung verleiht. Daher ist es empfehlenswert, das Verhältnis zwischen den beiden Hormonen im Auge zu behalten und keine Schilddrüsentherapie mit einem T3-Präparat ohne ergänzendes Progesteron (am besten transdermal, also über Cremen oder Gels, die über die Haut aufgenommen werden) zu verschreiben.

Bestimmte Symptome weisen darauf hin, dass die eingenommenen Schilddrüsenhormone (T3 und T4) stärker wirken als das vorhandene Progesteron. Dazu zählen:

- Herzrasen
- Aggressivität
- Schwitzen
- Zittern
- Schlafstörungen
- Nervosität

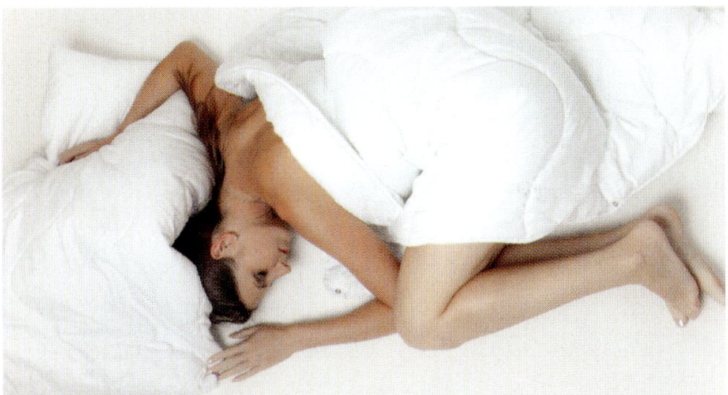

Falls im Laufe der Schilddrüsentherapie eines oder mehrere der genannten Symptome auftritt, ist es sinnvoll, die Menge der Schilddrüsenhormone zu reduzieren (um 15 bis 30 µg) und die des Progesterons zu erhöhen.

Es gibt im menschlichen Körper – und das betrifft Frauen wie Männer – ein wichtiges Gleichgewicht zwischen der entspannenden Wirkung des Progesterons und der antriebgebenden Wirkung der Schilddrüsenhormone. Da das Progesteron neben den vielen eigenen Wirkungen auch die Balance mit einigen Hormonen, wie Cortisol, Adrenalin, Testosteron, Estradiol und Schilddrüsenhormonen, hält, ist es immer empfehlenswert, eine Hormontherapie mit dem Progesteron zu beginnen. Somit kann der Patient Symptome wie Reizbarkeit, innere Unruhe oder Einschlafstörungen beseitigen, entspannter und fröhlicher im Alltag wirken und eine höhere Stressresistenz erreichen. Wenn man zu Beginn einer Hormontherapie auch ein Schilddrüsenpräparat einnimmt, kann es sein, dass sich die Wirkung der Schilddrüsenhormone schneller als die des Progesterons entfaltet, und das kann zu den oben genannten unangenehmen Symptomen führen. In diesem Fall empfehle ich, die Dosis der Schilddrüsen-

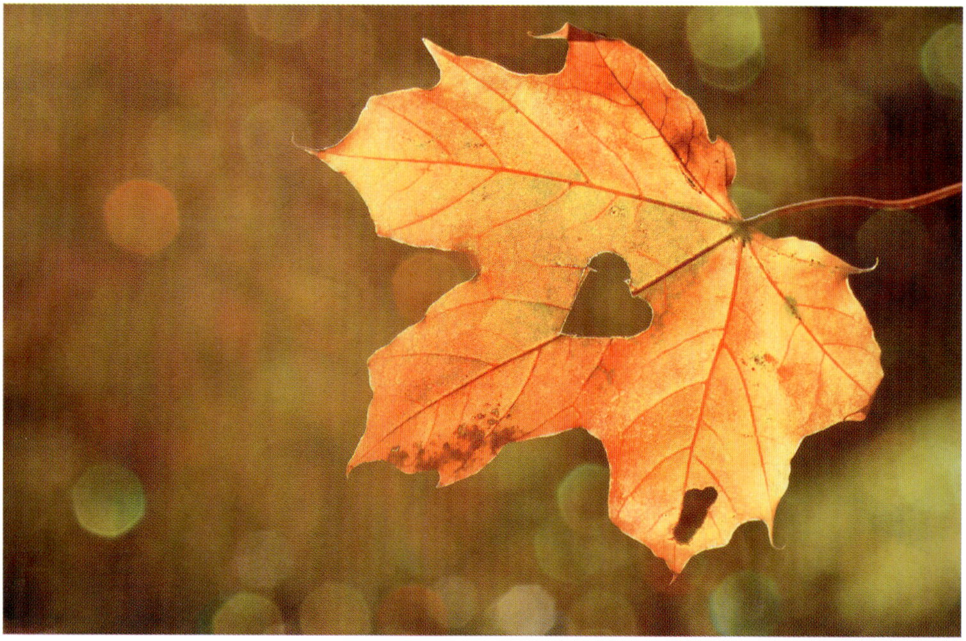

hormone um 15 bis 30 µg zu reduzieren und gleichzeitig die Menge des angewandten Progesterons deutlich zu erhöhen.

Es gibt zwei Hinweise zur Selbstbeobachtung, die hilfreich sein können: Wenn man den eigenen Puls regelmäßig misst, kann man feststellen, ob die Schläge pro Minute höher sind als vor Beginn der Hormontherapie. Da die Schilddrüsenhormone in der Lage sind, die Herzkontraktion zu stärken, kann eine zu hohe Dosis an Schilddrüsenhormonen zu einem schnelleren Herzschlag führen.

Der zweite Hinweis betrifft das Progesteron: Wenn Sie am Abend ins Bett gehen und wegen kreisender Gedanken nicht einschlafen können, kann das ein Zeichen dafür sein, dass die Menge an Progesteron nicht ausreichend ist.

Wann man die Dosis erhöhen sollte

Bei jeder Hormontherapie sollte man die Dosis im Therapieverlauf bedarfsmäßig anpassen. Das Ziel ist zwar immer die Symptomfreiheit, jedoch sollte man Überdosierungen vermeiden. Und man sollte immer das Ziel vor Augen haben. Es gibt neben den Laborwerten auch typische Symptome für den Mangel an Schilddrüsenhormonen. Ein Beispiel kann der Mangel an Konzentration sein. Wenn man eine kleine Menge an Schilddrüsenhormonen einnimmt und keine Rückbildung des Problems feststellen kann, ist es möglich – natürlich immer in Absprache mit dem behandelnden Arzt und unter regelmäßiger Laborkontrolle –, die Therapiedosis zu erhöhen.

Ich empfehle immer, in Anlehnung an die Leitlinien der IHS, eine wöchentliche Steigerung der Hormondosis. Dieses Schema hat sich in der Praxis gut bewährt.

Dazu meine eigene Erfahrung mit Schilddrüsenhormonen:

Weil ich an ständiger Müdigkeit litt, entschied ich mich vor vielen Jahren dazu, meine Schilddrüsenwerte überprüfen zu lassen. Beim Lesen des Laborbefunds fiel mir auf, dass sich mein T3-Wert (das antriebgebende Schilddrüsenhormon) im mittleren Referenzbereich befand. In Kenntnis der Studienlage und der obengenannten Empfehlungen, dass das T3 im oberen Drittel des Referenzbereichs liegen sollte, entschied ich mich für die Einnahme der Extrakte aus der Schweineschilddrüse.

Vor Beginn dieser Therapie notierte ich in meinem Kalender, wie hoch mein Energielevel am Nachmittag war. Dann begann ich mit der Einnahme und erhöhte täglich die Dosierung, stets auf der Suche nach der optimalen Einstellung. Nach einem langen Arbeitstag in der Praxis saß ich schließlich bis 1 Uhr nachts an meinem Schreibtisch und las Studien. Doch ich wurde einfach nicht müde. Ich war sehr konzentriert und konnte einfach nicht aufhören zu lesen. Zugegeben: Dieser Zustand hat seine Vorteile, weil man die Zeit sehr effektiv nutzen kann. Jedoch reduzierte ich die Dosis der Schilddrüsenhormone daraufhin und erhöhte zum Ausgleich die Menge des Progesterons. So erlangte ich das perfekte Verhältnis zwischen Kraft, Konzentration und Entspannung.

	1. Messung		**2. Messung**		**Referenzbereich**
TSH	4,1 m U/l	(*)	0,51 mU/ml	(*)	0,50 – 4,20
freies T3	4,8 pmol/l	(*)	6,7 pmol/l	(*)	3,1 – 6,8
freies T4	1,2 ng/dl	(*)	1,1 ng/dl	(*)	0,95 – 1,70

Als ich das Gefühl hatte, hormonell gut eingestellt zu sein, benotete ich abermals täglich meinen Antrieb. Das Ergebnis: Ich fühlte mich nun den ganzen Tag über voller Kraft und Tatendrang, kam abends jedoch trotzdem gut zur Ruhe.

Eine weitere sehr interessante Erfahrung, die ich mit meiner eigenen Schilddrüsentherapie machte, war die Verbesserung meiner Körpertemperatur an den Händen. Seit Jahren hatte ich das Problem, dass meine Hände sehr kälteempfindlich waren. Wie es immer wieder mal so ist, hatte ich mich auch daran gewöhnt und sah das nicht mehr als Problem. Allerdings hatte ich damals schon viele Studien über die Wirkung der Schilddrüsenhormone gelesen und kam auf die Idee, dass meine niedrige Temperatur Folge eines Mangels an Schilddrüsenhormonen sein könnte. Fast drei Jahre vergingen und plötzlich fiel meiner Frau irgendwann im Winter auf, dass meine Hände warm waren. Ich habe mich natürlich bald an diese neue und positive Entwicklung gewöhnt und jetzt beobachte ich immer wieder, dass, wenn ich an einem Vormittag vergesse, die Schilddrüsenhormone einzunehmen, meine Hände wieder kälter werden. Sobald ich dann

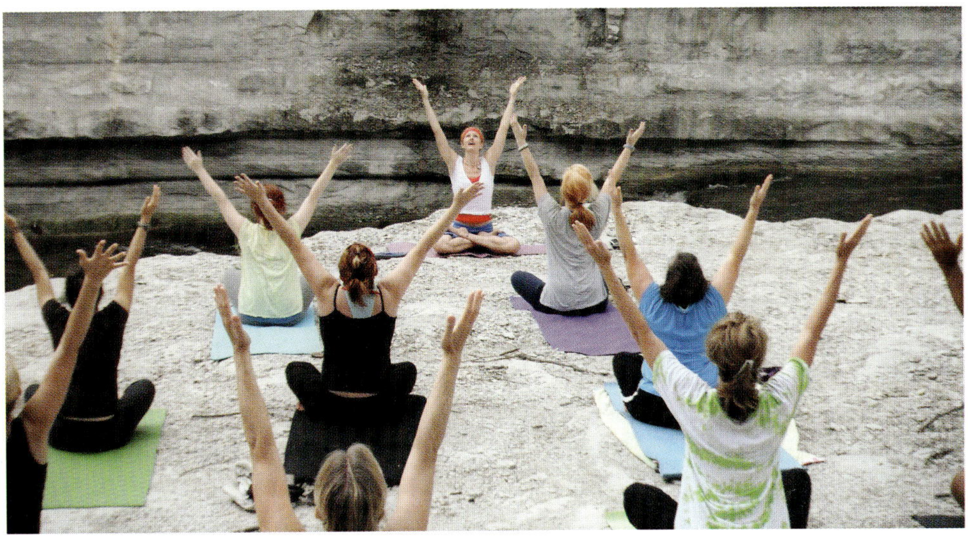

die Schilddrüsenhormone eingenommen habe, kann ich die Uhr stellen: Meine Hände werden binnen einer Stunde wieder warm.

Eine letzte und auch großartige Entdeckung, die ich bei mir gemacht habe und die mir einige Patienten bestätigt haben, ist die reinigende Wirkung der Schilddrüsenhormone nach dem Sport. Ich betreibe seit Jahren zweimal pro Woche sehr intensiv Sport und früher hatte ich nach jeder Trainingseinheit drei bis vier Tage starken Muskelkater. In Kenntnis der reinigenden Wirkung der Schilddrüsenhormone entschloss ich mich, irgendwann auszutesten, ob eine kleine Dosis an Schilddrüsenhormonen nach dem Sport hilfreich sein könnte. Nach einigen Monaten Tests und Blutkontrollen fand ich meine Dosierung, die ich immer noch nach den Trainingseinheiten einnehme.

Zusammenfassung

- Eine erfolgreiche Therapie behandelt die Ursache, nicht nur die Symptome.
- Die Dosis sollte im Therapieverlauf angepasst werden. Lassen Sie sich nicht entmutigen: Eine Schilddrüsentherapie braucht Zeit und Geduld.
- Progesteron ist die Basis jeder balancierten Schilddrüsentherapie – und sorgt für einen „attraktiven" Körpergeruch und eine attraktive Ausstrahlung..

- Hormonelle Kontrazeptiva können irreversiblen Schaden an unserem endokrinen System verursachen und verändern die Duftwahrnehmung (Partnerwahl!). Durch den Körperkontakt sind auch Männer betroffen.

- Der ideale Zeitpunkt für die Einnahme der Schilddrüsenkapseln ist ca. 1 Stunde vor dem Essen oder 2 Stunden nach dem Essen. Aber: Nicht jeder Mensch ist gleich, die Einnahmezeitpunkte können angepasst werden.

- T4 alleine wird oft schwer im Darm aufgenommen oder nicht ausreichend in T3 umgewandelt.

- T3 hat eine kürzere Wirkzeit, weshalb es Sinn machen kann, die Dosis mit zwei Portionen über den Tag verteilt zuzuführen.

- Kombipräparate T3-T4 erzielen nach meinen Erfahrungen die besten Ergebnisse.

Was unsere Schilddrüse glücklich macht – Dos und Don'ts

Ich werde Sie jetzt nicht lang und breit mit Ernährungswissenschaften oder Veränderungen des Lebensstils quälen. Wer kein inneres Bedürfnis verspürt, seinen Alltag umzukrempeln, wird langfristig sowieso zu seinen gewohnten Mustern zurückkehren.

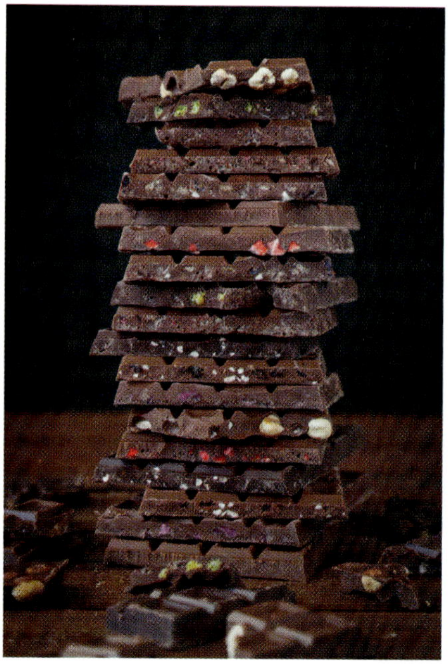

Im Grunde entscheidet unser Körper ohnehin selbst, was er essen möchte. Frauen, die bereits schwanger waren, erinnern sich bestimmt an dieses Gefühl: Ihr Körper teilte ihnen ganz genau mit, was er brauchte, und mit welchen Lebensmitteln er überhaupt nicht umgehen konnte.

Abgesehen von einer Schwangerschaft schieben wir es gerne auf unseren Charakter, wenn wir uns gierig auf Schokolade, Chips und Marmeladenbrote stürzen. „Ohne Süßigkeiten kann ich einfach nicht leben!" oder „Ich bin eben zu undiszipliniert!" sind Sätze, die ich in meiner Praxis oft zu hören bekomme.

Dabei sagt uns das vermeintliche Verlangen nach Süßem oder Deftigem nur, dass unser Körper gerade mehr Energie von außen benötigt, als er selber produzieren kann. Mit ungesunden Essgewohnheiten säen wir jedoch ein Ungleichgewicht in unserem Darm, das die dortigen Bakterien durcheinanderbringt. Das kann sich wiederum negativ auf andere Bereiche unseres Körpers auswirken– zum Beispiel auf unsere Schilddrüse. Wenn wir dagegen ein paar Dinge bewusst meiden oder zu uns nehmen, können wir die Schilddrüsentherapie auf wertvolle Weise unterstützen.

Dos – Was hilft bei der Schilddrüsentherapie?

Ashwagandha

Auch bekannt als Schlafbeere (Withania somnifera), gilt Ashwagandha seit rund 3.000 Jahren als eine der wichtigsten medizinischen Heilpflanzen. Ihre positiven Effekte auf die menschliche Gesundheit verdankt sie ihrem hohen Gehalt an Polyphenolen und Flavonoiden.
Im Rahmen zweier Tierexperimente überprüften Forscher die Schilddrüsenfunktion von Mäusen, die 20 bis 30 Tage lang Ashwagandha bekommen hatten. Die Laborwerte der Tiere zeigten eine Erhöhung der Schilddrüsenhormone.

Ich setze dieses Präparat seit ein paar Jahren ein und notiere mir in einer Tabelle die eingenommene Dosis und die Laborwerte vor und nach der Einnahme. Dabei beobachte ich meist eine Verbesserung der Schilddrüsenwerte (T3 und T4) unter Einnahme von mindestens 1.000 mg Ashwagandha pro Tag. Die genaue Dosierung sollte Ihr Arzt oder Therapeut mit Ihnen gemeinsam bestimmen.

Wirkung von Ashwagandha

- Aktivierung des programmierten Zelltods (kontrollierter Tod von geschädigten oder funktionsunfähigen Körperzellen)
- antimykotisch (wirkt gegen durch Pilze verursachte Erkrankungen)
- Schutz von Nervenzellen
- antientzündlich
- antioxidativ
- entwässernd
- antidepressiv
- angstlösend
- libidosteigernd

In einer Studie von 2013 konnte man außerdem durch eine Therapie mit Ashwagandha die Spermienzahl und -beweglichkeit sowie die Testosteronspiegel von infertilen Männern verbessern.

Selen

Selen aktiviert die Umwandlung des wenig potenten Schilddrüsenhormons T4 in das aktive T3. Zudem bindet Selen Schwermetalle und leistet so einen wichtigen Beitrag zum körpereigenen Entgiftungsprozess. Diese Eigenschaften machen das Spurenelement zu einem essenziellen Bestandteil der Dreifach-Schilddrüsentherapie nach Dr. Farmini (siehe auch Seite 52).

Eine großangelegte brasilianische Studie mit mehr als 14.000 Teilnehmern konnte belegen, dass die höhere Aufnahme von Selen über die Ernährung mit einer niedrigeren Inzidenz von Hypothyreose einhergeht.

Der pH-Wert des Körpers

Halten Sie Ihren Körper basisch (= alkalisch). Entgegen einer weitverbreiteten Meinung sollte der Morgenurin optimalerweise einen pH-Wert von 7,5 oder mehr aufweisen. Ist er dagegen sauer (pH-Wert zwischen 0 und 6), dann musste Ihr Körper über Nacht zu viel entsäuern.

Den pH-Wert Ihres Morgenurins können Sie ganz einfach mit pH-Streifen überprüfen, die Sie kostengünstig in der Apotheke oder online bekommen. Wichtiger Hinweis: Die Streifen sollen bis 10 messen können.

Dieser Check ist mit einem geringen Aufwand verbunden – und leistet dennoch einen wertvollen Beitrag für Ihre Gesundheit. Denn im basischen Milieu haben Entzündungsprozesse oder gar schwerwiegende Krankheiten wie Krebs kaum eine Chance.

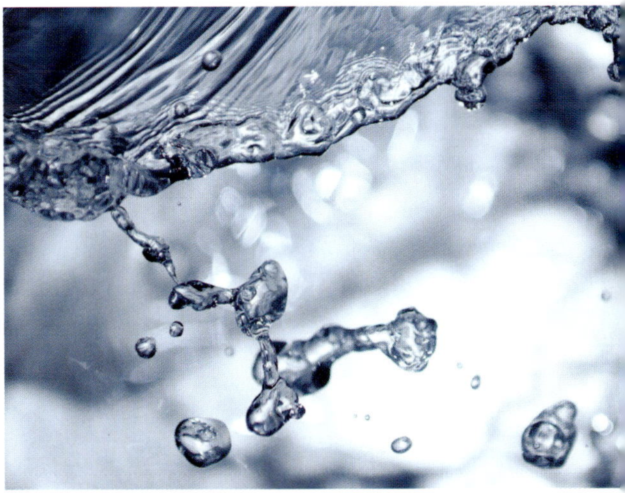

Machen Sie den Selbstversuch: Testen Sie Ihr tägliches Trinkwasser, Softdrinks oder Alkohol auf deren pH-Wert. So können Sie sich bewusster entscheiden, was Sie trinken möchten. Eine im Jahr 2020 publizierte Studie verglich die Inzidenz von Hypothyreose übrigens mit dem pH-Wert der verwendeten Wasserquelle. Das Ergebnis: Die Schilddrüsenunterfunktion korreliert mit einem sauren pH-Wert des Trinkwassers.

Sollte sich Ihr Leitungswasser im sauren Bereich befinden (der pH-Wert variiert von Ort zu Ort), so können Sie das Wasser in einer Karaffe mit etwas Basenpulver anreichern. So erhalten Sie einfach und schnell basisches Wasser. Alternativ gibt es Geräte, die alkalisches, antioxidatives elektrolysiertes reduziertes Wasser (ERW) oder Wasserstoffwasser aus Leitungswasser zubereiten (z.B. Kangen Wasser®).

pH-Wert-Skala:
0 – <7: sauer
7: neutral
>7 – 14: basisch

Zink

Zink spielt eine wichtige Rolle für die Produktionskette TRH-TSH-Schilddrüsenhormone, weil es die Produktion all dieser Hormone aktiviert.
Im Rahmen einer Studie aus dem Jahr 2019 stellten Forscher fest, dass die T3-Werte von Menschen ohne Schilddrüsenerkrankungen mit deren Zink-Werten korrelieren. Das bedeutet: Die Schilddrüsenfunktion, gemessen an der Menge des T3 im Blut, verbessert sich mit dem Anstieg des Zink-Werts.

Eisen

Eisen stimuliert die Produktion der Schilddrüsenhormone T3 und T4.
Eine kleine US-amerikanische Studie hat die Schilddrüsenwerte von zehn Frauen mit Eisenmangel mit den Schilddrüsenwerten zwölf gesunder Frauen verglichen. Das Ergebnis: Die anämischen Frauen hatten einen niedrigeren Schilddrüsenhormonspiegel und eine niedrigere Körpertemperatur. Nachdem die Frauen Eisen verabreicht bekamen, ließen sich sowohl ein Temperatur- als auch ein Anstieg der Schilddrüsenhormone nachweisen.

Don'ts – Was hemmt eine Schilddrüsentherapie?

Fluorid

Chinesische Wissenschaftler untersuchten die Auswirkungen von Fluorid im Wasser. Gemessen wurden der Fluorid-Spiegel im Urin, die Schilddrüsenhormone im Blut und die Intelligenzquotienten (IQ) von 571 Kindern. Das Fazit der Forscher: Je höher der Fluoridspiegel in Wasser und Urin, desto niedriger die Schilddrüsenfunktion und der IQ der Kinder.

Kaffee

Im Rahmen einer Studie aus dem Jahr 2008 nahmen Patientinnen ihre tägliche Schilddrüsenhormondosis (Thyroxin) entweder mit Wasser oder Kaffee ein. Die Hormonspiegel im Blut jener Gruppe, die Kaffee konsumierte, waren etwa 30 Prozent niedriger als in der Vergleichsgruppe. Der Grund: Kaffee reduziert die Aufnahme von T4 im Darm.

Während der Therapie mit Schilddrüsenhormonen kann Kaffeekonsum außerdem zu einer erheblichen Steigerung der Herzfrequenz führen. Daher empfiehlt es sich, in dieser Zeit darauf zu verzichten.

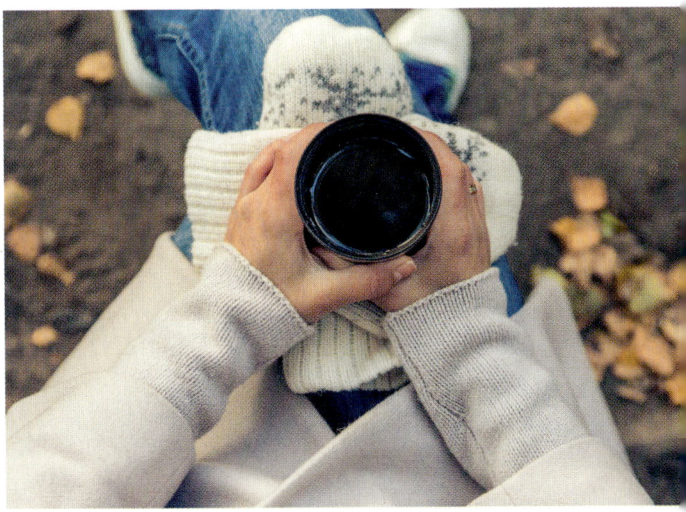

Hormonelle Verhütungsmittel

Kontrazeptiva mit künstlichen Hormonen haben eine ganze Reihe negativer Effekte auf den Körper:

- Sie reduzieren die Aufnahme von Zink und Selen.
- Sie reduzieren den Spiegel des aktiven freien Schilddrüsenhormons T3.
- Sie reduzieren die Produktion von Progesteron nachhaltig.

Elektromagnetische Wellen

Es gibt heutzutage viele wissenschaftliche Studien, die den negativen Effekt elektromagnetischer Wellen auf die Schilddrüse belegen. Folgende Tipps können Sie im Alltag umsetzen:

- Telefonieren Sie nach Möglichkeit mit Lautsprecher.
- Halten Sie das Handy so kurz wie möglich am Ohr.

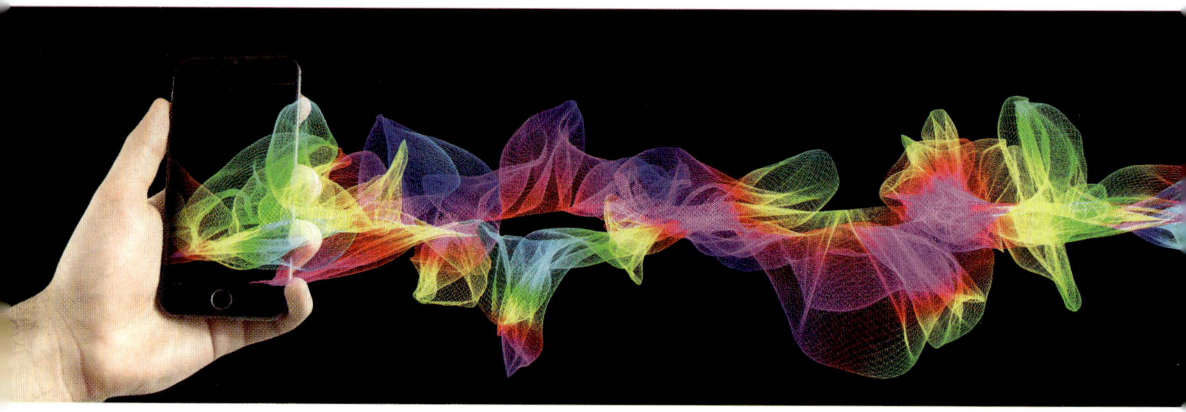

- Tragen Sie das Handy nicht in der Hosentasche bzw. in der Nähe von Hoden oder Eierstöcken.
- Schalten Sie das Handy auf Flugmodus, wann immer Sie die Möglichkeit dazu haben.
- Schalten Sie das WLAN aus, wenn Sie es nicht brauchen.
- Nutzen Sie ein Entstörungs- bzw. Harmonisierungsgerät für zu Hause und für mobile Geräte.

Zusammenfassung

- Ashwagandha, Selen, Zink, Eisen und ein basischer pH-Wert im Körper unterstützen eine Schilddrüsentherapie.
- Fluorid, Kaffee, hormonelle Kontrazeptiva und elektromagnetische Wellen wirken sich ungünstig auf eine Schilddrüsentherapie aus.

Medikamente – das trojanische Pferd

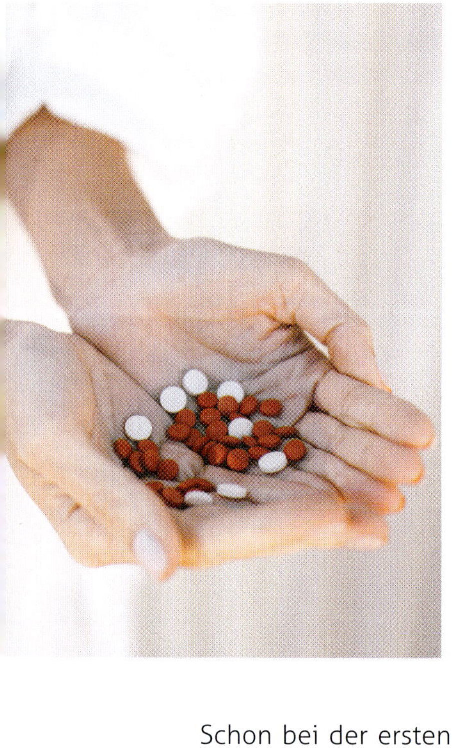

Die Einnahme von bestimmten Medikamenten kann die Schilddrüsenfunktion angreifen und die Produktion von Schilddrüsenhormonen unterdrücken – mit merklichen Folgen.

Marcus, 35 Jahre, kam erstmals im Jahr 2018 zu mir. Er fühlte sich verändert, hatte kaum noch Lust auf Unternehmungen mit Familie und Freunden. Stattdessen kreisten seine Gedanken ständig um seine Arbeit und die Firma, in der er sich eine leitende Position erarbeitet hatte. Wir führten ein ausführliches Gespräch über seine Symptome und Körperzeichen und analysierten seine Hormonwerte mittels Blut- und Speicheltest. Daraufhin erhielt Marcus eine Mischung aus Progesteron, Testosteron, Estriol und DHEA.

Schon bei der ersten Kontrolle nach sechs Monaten gab er an, sich viel besser zu fühlen. Seit einigen Wochen jedoch litt er an Muskelschmerzen im ganzen Körper. Auch seine Konzentrationsfähigkeit bereitete ihm

Schwierigkeiten. Bei der Durchsicht seiner Hormonwerte fiel mir auf, dass sein freies T3 (das aktive Schilddrüsenhormon) niedriger war als bei der ersten Konsultation:

	Erste Messung	Kontrollmessung
freies T3	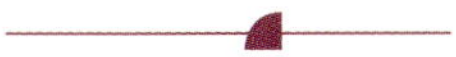	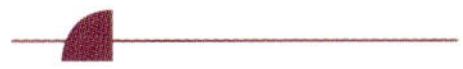

Wir erinnern uns: Als potentestes Schilddrüsenhormon bringt das T3 das volle Potenzial der Schilddrüsenkraft zur Entfaltung.

Warum aber war Marcus' T3-Spiegel gesunken? Im Laufe unseres Gesprächs stellte sich heraus, dass er vergessen hatte, etwas Wichtiges zu erwähnen: Aufgrund seines erhöhten Cholesterinwerts nahm der Patient einen Cholesterinsenker (ein Statin) ein. Statine sind Medikamente, die zwar den Cholesterinspiegel senken, jedoch zu unangenehmen Nebenwirkungen führen können – zum Beispiel zu einer Schilddrüsenunterfunktion. Eine Erfahrung, die Marcus am eigenen Leib machen musste.

Besonders paradox: Es ist schon lange wissenschaftlich belegt, dass ein hoher Cholesterinspiegel durch ein Defizit an Schilddrüsenhormonen entstehen kann. Indem man die fehlenden Schilddrüsenhormone ergänzt, lässt sich das Cholesterin wieder optimieren – ganz einfach und ohne nebenwirkungsreiche Statine.

Marcus' Beispiel lehrt uns: Wird ein Medikament eingesetzt, das eine negative Wirkung auf die Schilddrüsenfunktion ausübt, ist es umso wichtiger, Schilddrüsenhormone (TSH, T3, T4) und Autoantikörper (TPO-AK und Thyr-AK) regelmäßig überprüfen zu lassen.

Substanzen, die die Schilddrüsenfunktion negativ beeinflussen können:*

Substanzen, die den Abbau der Schilddrüsenhormone beschleunigen	Substanzen, die eine Schilddrüsenentzündung hervorrufen können
Bexaroten	Interferon-alpha Interferon-beta Ipilimumab Nivolumab Pembrolizumab Tyrosinkinase-Hemmer Tremelimumab
Substanzen, die die Produktion von TSH unterdrücken	**Substanzen, die die Produktion des Thyroxin-bindenden Globulin (TBG) erhöhen**
Bromocriptin Dopamin Glukokortikoide in hoher Dosis	orale Kontrazeptiva
Substanzen, die die Aufnahme der SD-Hormone reduzieren	**Substanzen, die die Konzentration von T3/T4 reduzieren**
Aluminiumhydroxid Kaffee Colesevelam Colestipol Colestyramin Eisensalze Kalziumkarbonat Protonenpumpenhemmer Sucralfat	Amiodaron Carbamazepin Estradiolvalerat Ghrelin Heparin Lithium Quetiapin Simvastatin Tetracyclin (Minocyclin, Doxycyclin) Propranolol Metoprolol Nadolol Sotalol Valproinsäure

* Literatur/Studien beim Autor

Auch die Antibabypille entpuppt sich wie bereits erwähnt als trojanisches Pferd für die sensible Schmetterlingsdrüse. So habe ich schon vor Jahren festgestellt, dass viele Frauen unter der Pille an Konzentrationsstörungen, Energiemangel, Antriebslosigkeit und Verstopfung leiden – typische Indizien dafür, dass die Produktion der Schilddrüsenhormone unterdrückt wird.

Zusammenfassung

- Medikamente können die Schilddrüsenfunktion und Hormonproduktion nachhaltig beeinflussen.
- Ein hoher Cholesterinspiegel kann durch die Zufuhr von Schilddrüsenhormonen gesenkt werden – auch ohne Statine (Cholesterinsenker).
- Die Einnahme der Antibabypille kann Ursache für Konzentrationsstörungen, Energiemangel, Antriebslosigkeit und Verstopfung sein, weil sie die Produktion von Schilddrüsenhormonen unterdrückt.

Vom ersten Lebensfunken an – Schilddrüsenhormone in der Schwangerschaft

Wie sieht eine optimale Versorgung mit Schilddrüsenhormonen in der Schwangerschaft aus?

Ist die Mutter hormonell gesund, ist auch das Kind hormonell gesund – das liegt auf der Hand. Gesundes Leben kann sich nur entwickeln, wenn ihm das Umfeld die entsprechenden Voraussetzungen bietet. Deshalb untersuche ich bei all meinen Patienten mit Kinderwunsch – egal, ob Frau oder Mann – unter anderem die Schilddrüse.

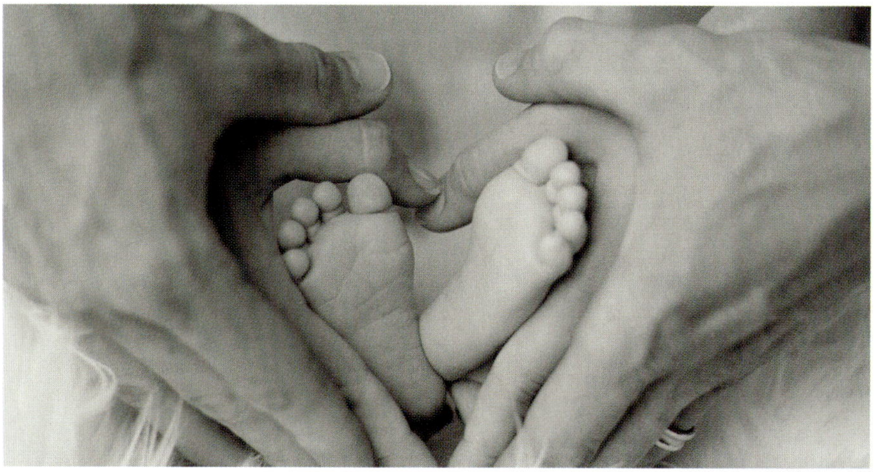

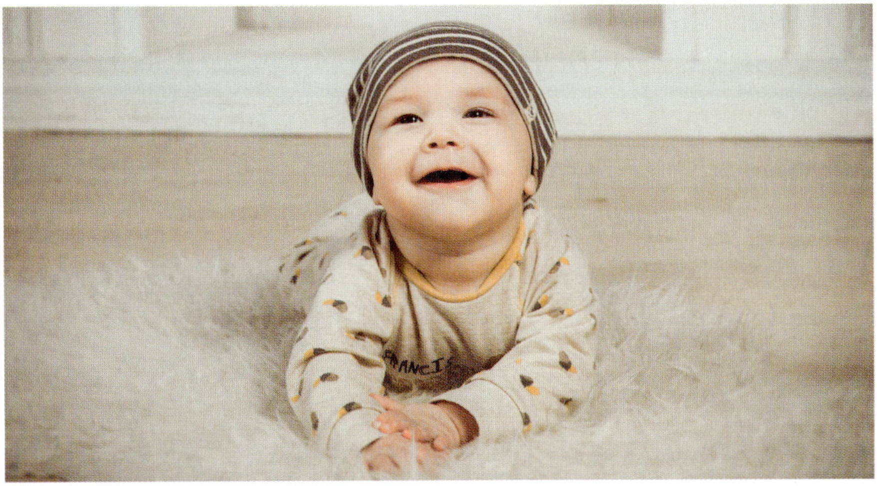

Arbeitet unser Schmetterlingsorgan auf einem hohen Niveau, können wir uns selbst und unserem Nachwuchs eine ganze Reihe gesundheitlicher Nachteile ersparen. Es ist erstaunlich, wie wichtig diese kleine Hormondrüse für die Entwicklung, das Wachstum und die Erhaltung eines gesunden Körpers ist.

Die Schilddrüse eines Ungeborenen ist mit einem winzigen Samenkorn vergleichbar: Wird es unter optimalen Bedingungen gepflanzt, reift es zu einem kräftigen Baum heran, der in voller Pracht seine Zweige und Blätter entfaltet.

Von Beginn an verleiht die Schilddrüse unseren Zellen die Fähigkeit, sich zu erwärmen und schneller zu teilen und den körpereigenen Bauplan der DNA bestmöglich umzusetzen. Wirbelsäule, Gehirn, Herz, Zähne, Immunsystem, Gedärme, Sehkraft, Entgiftungsfähigkeit und Intelligenz – all das kann sich nur auf dem höchsten Niveau entwickeln, wenn es die maximale Energie zur Verfügung hat. Diese Energie bereitzustellen, ist die Aufgabe der Schilddrüse.

Nahrung für Körper und Seele

Je gesünder und energiereicher sich unser Körper entwickelt, desto stabiler ist schließlich auch unsere Psyche. Das ist naheliegend, sind Körper und Psyche doch untrennbar miteinander verbunden. Und welcher Geist fühlt sich schon glücklich und lebensfroh, wenn es im eigenen Zuhause schmutzig, chaotisch und kompliziert ist? Sie sehen: Von Anbeginn unseres Lebens entscheiden unsere Schilddrüsenhormone über Erfolg oder Misserfolg, über Gesundheit oder Krankheit, über Klarheit oder Chaos.

Die Schilddrüse des Ungeborenen entwickelt sich ab dem Ende des ersten Schwangerschaftsmonats und ist mit Ende des dritten Monats funktionsfähig. Die Produktion der Schilddrüsenhormone beginnt jedoch erst viel später. Bis es soweit ist, ist das Wachstum des Babys vom mütterlichen Schilddrüsenhormon T4 abhängig.

In einer Schwangerschaft braucht die Mutter also Kraft für zwei, um sich selbst und das Baby in ihrem Bauch zu versorgen. Dazu benötigt sie eine ganze Menge aktives T3, das sie wiederum aus dem meistproduzierten Schilddrüsenhormon T4 gewinnt. Durch den mütterlichen Blutkreislauf erreicht das T4 die Plazenta, wo die Umwandlung zu T3 für das Ungeborene stattfindet. Hat die Mutter eine Hypothyreose und somit zu wenig T4, leidet automatisch auch das Kind an einer Schilddrüsenunterfunktion.

Risiken einer Schilddrüsenunterfunktion in der Schwangerschaft

- erhöhtes Frühgeburtsrisiko
- schwangerschaftsassoziierter Bluthochdruck
- vorzeitiger Blasensprung
- niedriges Geburtsgewicht des Kindes
- Notkaiserschnitt

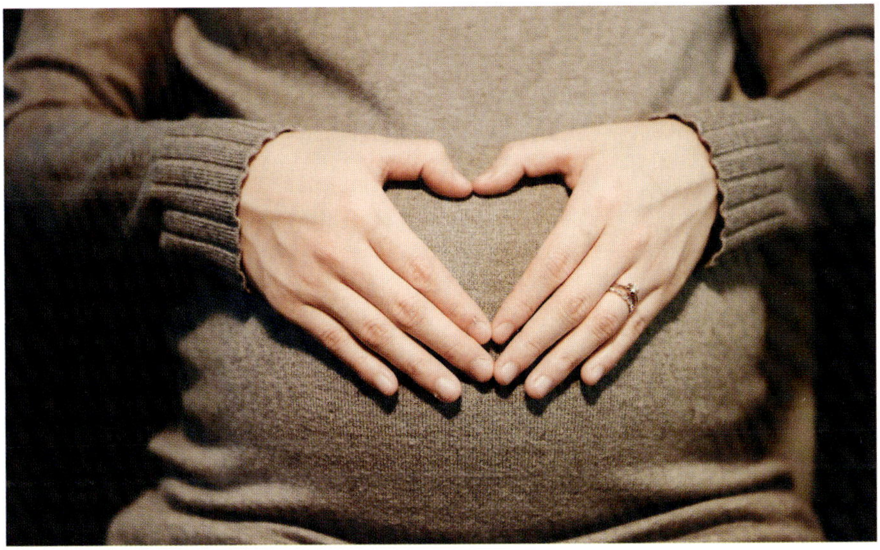

Leider sind Schilddrüsenprobleme in der Schwangerschaft kein seltenes Phänomen: Zwei bis drei Prozent aller Schwangeren leiden darunter. Ob die Schilddrüse der Mutter gesund ist, beeinflusst sowohl die mütterliche als auch die fetale Gesundheit, entscheidet über die optimale Hirnentwicklung und die Reifung des kindlichen Gehörsystems. Eine Autoimmunerkrankung mit erhöhten Schilddrüsenautoantikörpern (z. B. Hashimoto-Thyreoiditis) erhöht zudem das Risiko für eine Fehlgeburt.

Schwerhörigkeit und angeborene Schilddrüsenunterfunktion

- 25 Prozent der Menschen mit angeborener Schilddrüsenunterfunktion leiden im Alter von etwa 15 Jahren an einer milden Schwerhörigkeit.
- Menschen mit angeborener Hypothyreose sind häufiger von Schwerhörigkeit betroffen als Menschen mit einer gesunden Schilddrüse.

- Das Risiko für Schwerhörigkeit korreliert mit dem Schweregrad der angeborenen Schilddrüsenunterfunktion.

Eine angeborene Schilddrüsenunterfunktion kann sich in mehreren Symptomen manifestieren. Wird sie nicht rechtzeitig erkannt und behandelt, führt die angeborene Hypothyreose zu einer Unterdrückung des Wachstums. Viele betroffene Kinder leiden an Zahnproblemen, einschließlich Malokklusion (abnormale Kontaktverhältnisse zwischen den Zähnen des Unter- und des Oberkiefers), Verzögerung des Zahnbruchs, Schwellung des Zahnfleischs und Schmelzhypoplasie. Zahnärzte spielen daher eine wichtige Rolle bei der Entdeckung einer bislang unerkannten Schilddrüsenunterfunktion.

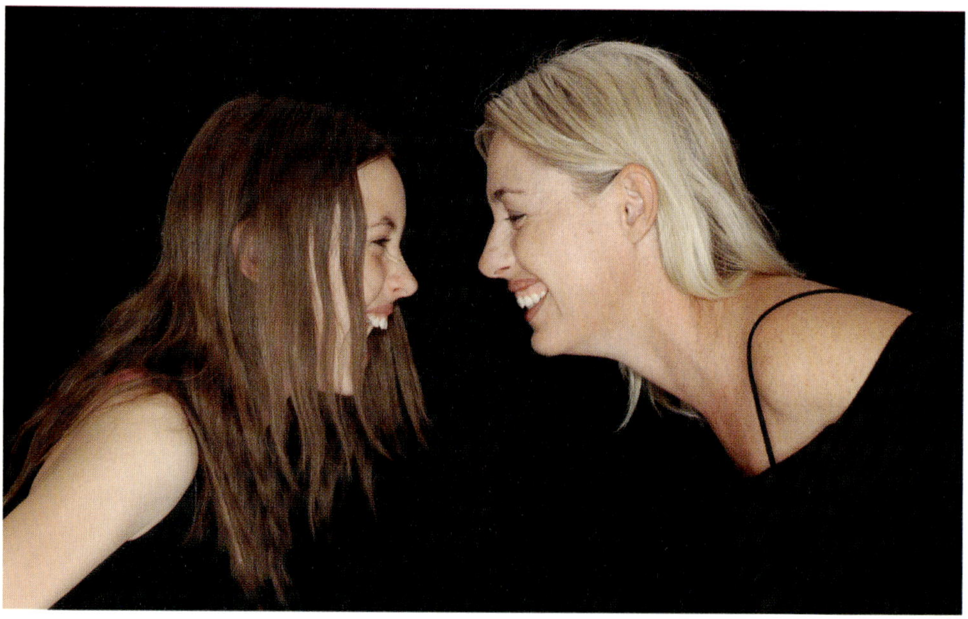

Symptome und Zeichen einer angeborenen Schilddrüsenunterfunktion	
Übergewicht	reduzierter IQ
niedrige Statur	Plattfüße
Skoliose	Hyperlordose
Hyperlaxizität der Finger	wiederholte Infekte
Alopecia areata (kreisrunder Haarausfall)	flache Nasenwurzel
Verstopfung	Nabelhernie
Zungenschwellung	Augenlidschwellung
dicke Lippen	unregelmäßig angeordnete Zähne
verzögerter Zahnausbruch	erhöhtes Gesamtcholesterin

Weil die Schilddrüsengesundheit für die Gesundheit von Mutter und Kind unentbehrlich ist, überprüfe ich stets die Schilddrüsenwerte all meiner Patienten mit Kinderwunsch.

Unter folgenden Umständen rät die American Thyroid Association (ATA) zu einem Schilddrüsenscreening in der Schwangerschaft:

1. Schilddrüsenprobleme in der Vorgeschichte oder in der Familie
2. Symptome einer Schilddrüsenunterfunktion
3. Kropf oder nachweisbare Antikörper
4. Autoimmunerkrankungen (z.B. Diabetes mellitus Typ 1) in der Vorgeschichte oder in der Familie
5. Alter der Mutter > 30 Jahre
6. Unfruchtbarkeitsuntersuchungen (inklusive Fehl- und Frühgeburten)

7. wiederholte Fehlgeburten
8. Übergewicht (BMI > 40 kg/m²)
9. nach Hals-/Nacken-Bestrahlung oder Schilddrüsenchirurgie
10. Einnahme von Amiodaron, Lithium oder kürzliche Verabreichung von jodiertem Kontrastmittel
11. Lebensmittelpunkt in einem Gebiet mit bekannter mittelschwerer oder schwerer Jodinsuffizienz
12. nach mehreren Schwangerschaften (mehr als zwei)

Zusammenfassung

- Die Schilddrüse versorgt den Körper mit Energie und steuert seine Entwicklung vom Anbeginn des Lebens.
- Mütter mit optimalem Schilddrüsenhormonspiegel vererben diesen an ihr Kind und ermöglichen ihm somit einen guten Start ins Leben.
- Vor dem Eintritt einer Schwangerschaft sollten die Schilddrüsenhormone stets optimiert werden.
- Leidet die Mutter in der Schwangerschaft an einer Schilddrüsenunterfunktion, kann dies zum Beispiel eine Ursache für kindliche Schwerhörigkeit sein.
- Eine Hypothyreose der Mutter kann das Risiko für eine Frühgeburt, Bluthochdruck, ein niedriges Geburtsgewicht und einen Notkaiserschnitt erhöhen.

Kleine Geschichte der Schilddrüsenerforschung

Wir haben nun viel über die wichtigen Funktionen der Schilddrüse erfahren und wie wir sie gesund erhalten können. Für alle Interessierten werfen wir jetzt noch einen kleinen Blick in die Vergangenheit: Woher wissen wir überhaupt, was wir alles schon über die Schilddrüse wissen?

Schon weit vor Beginn unserer Zeitrechnung verfügten unsere Vorfahren über ein zumindest rudimentäres Wissen zu Schilddrüsenerkrankungen. Man hat herausgefunden, dass bereits im alten Ägypten um 1.500 v.Chr. gegen den Kropf die Einnahme von „unterägyptischem Salz" empfohlen wurde. Auch die alten Griechen kannten diese **krankhafte Schilddrüsenvergrößerung (Struma)** und benannten sie *Bonchocele* – eine Bezeichnung, die sich bis ins 19. Jahrhundert hielt.

Der römische Architekt Vitruv (ca.70–10 v.Chr.), der sich unter anderem mit der Form des menschlichen Körpers befasste, beschrieb Kropfwucherungen bei Menschen aus dem alpinen Raum. In der römischen Epoche galten Algen, Meertangasche oder getrockneter Meerschwamm als probate Mittel gegen den Kropf, was durchaus in die richtige Richtung ging, da viele Algen und Meeresfrüchte das gegen Kropf hochwirksame Jod enthalten. Noch der lombardische Wundarzt Roger Frugardi (um

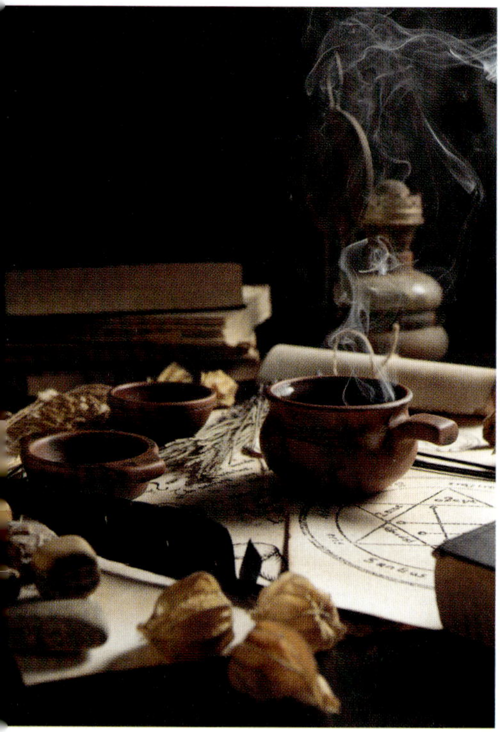

1138–1194) empfahl Meerschwammpulver gegen den Kropf.

Eine erste genauere Beschreibung des Kropfes lieferte der byzantinische Arzt Paulus von Ägina (um 625–690).
Der persische Arzt Sayyid Ismail Al-Jujani (gestorben 1136) berichtete vermutlich als erster über Patienten mit vergrößerter Schilddrüse und hervortretenden Augen, also einer Erkrankung, die wir heute als Morbus Basedow kennen.

Umfassendere Beforschungen der Schilddrüse fanden spätestens im Zeitalter der Renaissance statt, als man vermehrt menschliche Leichname öffnete, die Organe eingehender untersuchte und die dabei gewonnenen Erkenntnisse zu wesentlich realistischeren Abbildungen des Körperinneren führten. Die wohl älteste Darstellung der Schilddrüse dürfte von Leonardo da Vinci (1452–1519) stammen. Als eigenständiges Organ betrachtete man die Schilddrüse damals aber noch nicht, sie galt als Anhängsel der Atemwege.

Der Schweizer Arzt Paracelsus (1493–1541) empfahl gegen Struma das sogenannte „ungarische Kropfsalz“, bei dem es sich um ein in erster Linie aus Halit bestehendes Steinsalz handelte. Der flämische Anatom und Chirurg Andreas Vesalius (1514–1564) erkannte erstmals **zwei Schilddrüsenlappen** und mutmaßte, dass es sich dabei um zwei eigenständige Bereiche handelte.

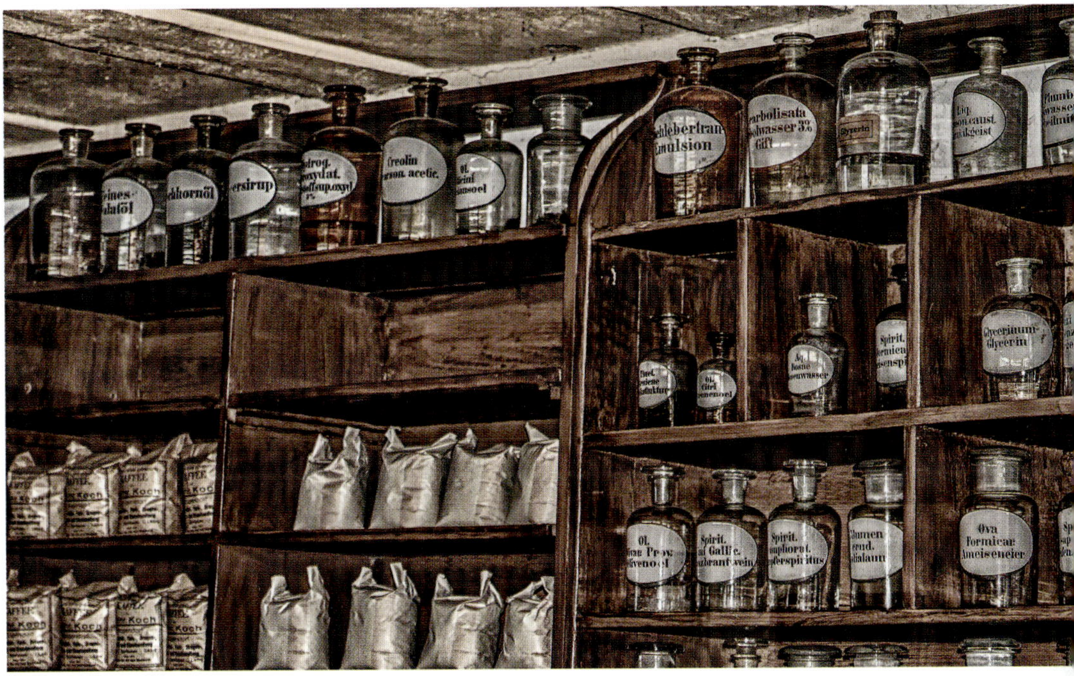

Wenig später entdeckte der päpstliche Leibarzt Bartolomeo Eustachi (1500/20–1574) den **Isthmus** der Schilddrüse – eine Brücke aus Gewebe, die sich vor der Luftröhre befindet und die beiden Schilddrüsenlappen miteinander verbindet.

Bereits 1614 hatte der Mediziner Felix Platter (1536–1614) in Basel erstmals eine maligne Schilddrüsenveränderung nachweisen können – an seinem eigenen Körper.
Der niederländische Anatom und Botaniker Frederik Ruysch (1638–1731) und nach ihm der französische Arzt Théophile de Bordeu (1722–1776) mutmaßten, dass über die Schilddrüse Substanzen ins Blut abgegeben werden.

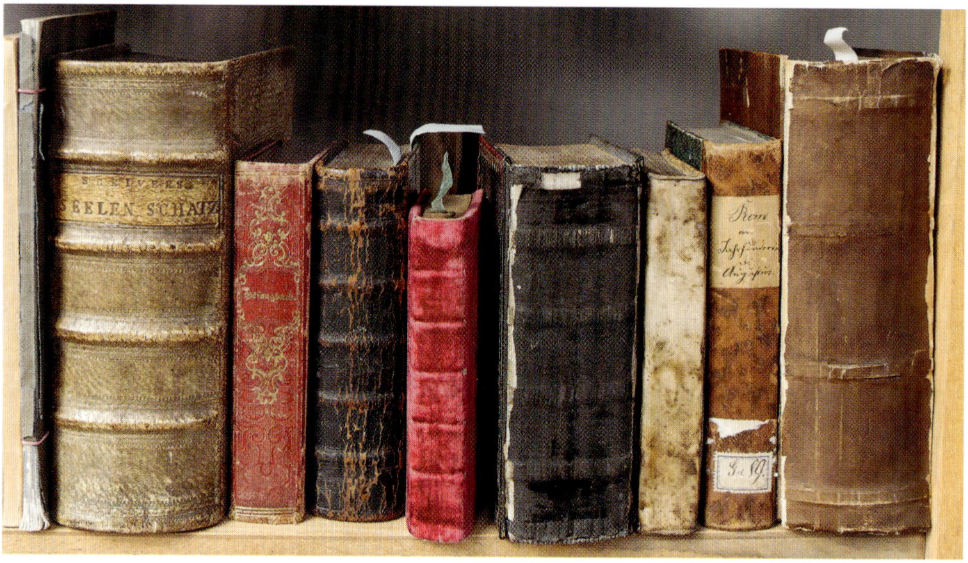

Zu Beginn des 19. Jahrhunderts konnte man schließlich den Zusammenhang zwischen der Jodaufnahme und einer Schilddrüsenvergrößerung nachweisen, wobei sich besonders der Genfer Arzt Jean-François Coindet (1774–1834) und der französische Chemiker Jean-Baptiste Boussingault (1802–1887) hervortaten.

Ins allgemeine Bewusstsein rückte die Struma in der Zeit der napoleonischen Kriege, als viele Soldaten aufgrund ihrer angeschwollenen Hälse nicht in ihre Uniformen passten.

1656 Der englische Mediziner **Thomas Wharton** (1614–1673) veröffentlicht sein Buch „Adenographia sive glandularum totius corporis descriptio" (Adenografie oder Beschreibung der Drüsen des gesamten Körpers) und gibt der Schilddrüse auch ihren heute noch gültigen Namen, da sie ihn von der Form her an die Schilde antiker griechischer Soldaten erinnert.

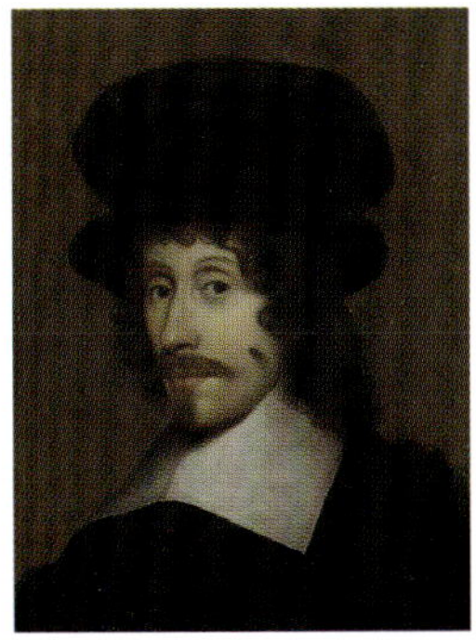

Thomas Wharton

1800 Der deutsche Arzt **Johann Wilhelm August Hedenus** (1760–1836) nimmt im Jahr 1800 nachweislich erstmals die operative Totalentfernung eines Kropfes vor.

1840 Als Erster im deutschen Sprachraum beschreibt **Carl Adolph von Basedow** (1799–1854) den später nach ihm benannten Morbus Basedow, eine Überfunktion der Schilddrüse.

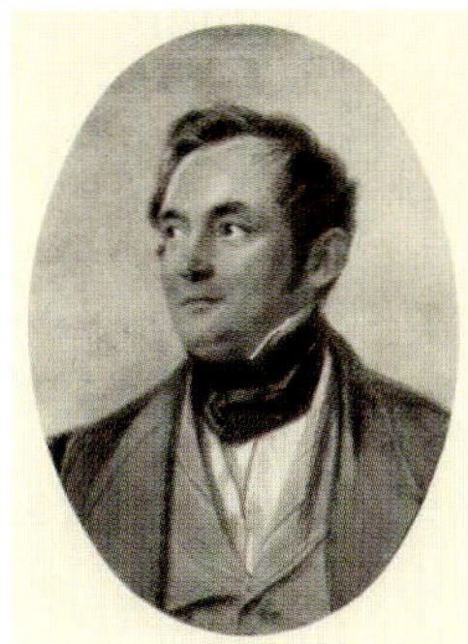

Carl Adolph von Basedow

1850 Der deutsche Chirurg **Conrad Johann Martin Langenbeck** (1776–1851) hinterlässt uns den ersten detaillierten OP-Bericht. Allerdings verstirbt damals noch fast jeder zweite Operierte aufgrund von Nachblutung oder Vergiftung (Sepsis) an oder nach dem Eingriff.

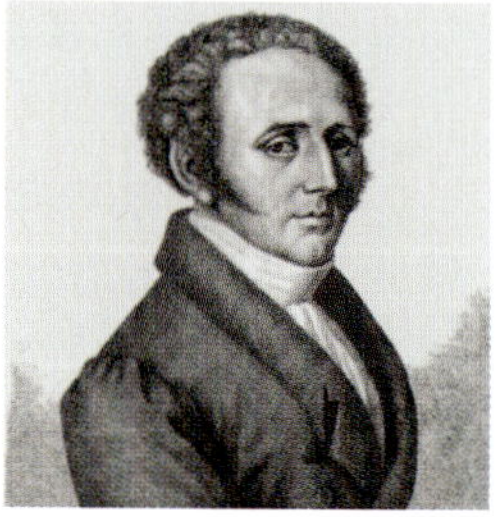

Conrad Johann Martin Langenbeck

1856 Der deutsche Anatom, Zoologe und Physiologe **Moritz Schiff** (1823–1896) kann durch Tierversuche nachweisen, dass die komplette operative Entfernung der Schilddrüse zu neuen gesundheitlichen Problemen führt und verweist damit im Grunde auf das Problem der Schilddrüsenunterfunktion.
Später experimentiert er mit von Schafen entnommenen Schilddrüsenextrakten, die er Patienten injiziert, deren Schilddrüse operativ entfernt werden musste.

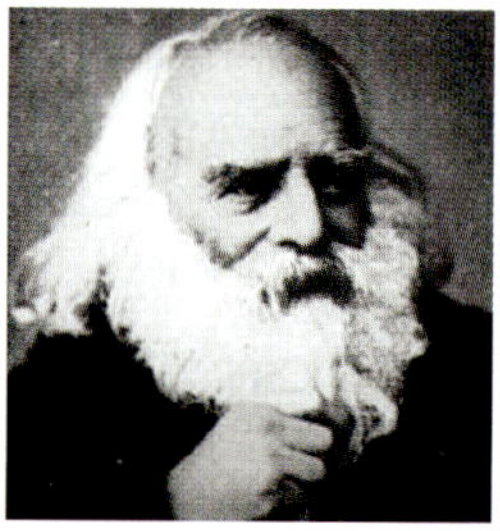

Moritz Schiff

1874 Der englische Arzt **Sir William Withey Gull** (1816–1890) beschreibt die Symptome einer Hypothyreose (Unterfunktion der Schilddrüse).

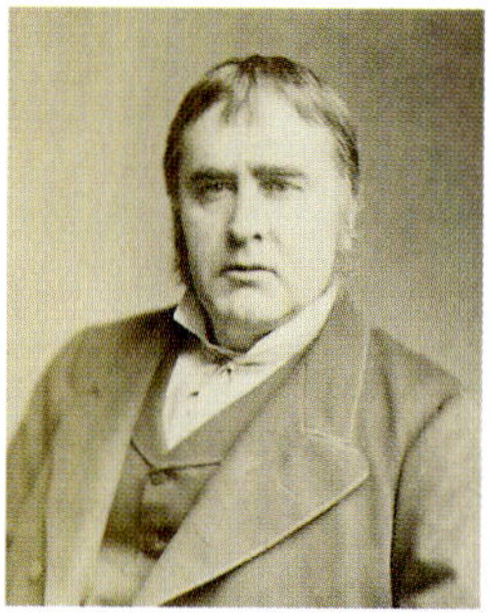

Sir William Withey Gull

1876 Der schweizerische Chirurg **Emil Theodor Kocher** (1841–1917) führt die erste Schilddrüsenentfernung durch.

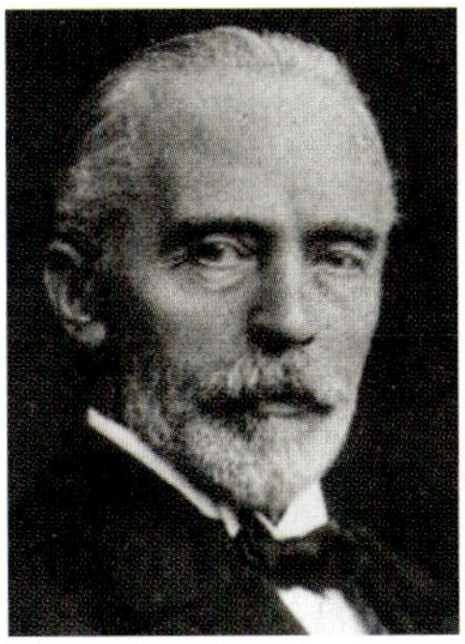

Emil Theodor Kocher

1890 Der englische Arzt **George R. Murray** (1865–1939) entwickelt die von Moritz Schiff eingeführte Schilddrüsentherapie mit Extrakten von Schafen weiter und wird damit zum Begründer der Hormonersatztherapie.

1895 **Eugen Bauman** (1846–1896) isoliert aus der Schilddrüse eine jodhaltige Verbindung, die er „Jodthyrin" nannte. Er betrachtet dies als das aktive Prinzip der Drüse.

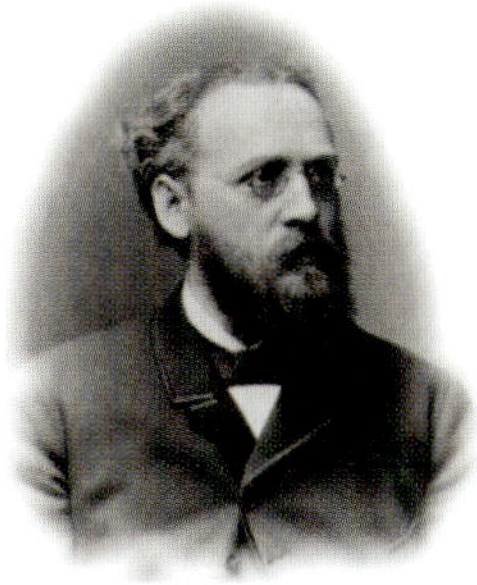

Eugen Bauman

1901 Der deutsche Laryngologe **Philipp Schech** (1845–1905) experimentiert bei Kropfpatienten mit „Thyrojodin", das er aus Schilddrüsensubstanzen aus Hammel bzw. Schweinen gewonnen hatte. Viele Patienten vertragen die Behandlung aber nicht, was aus heutiger Sicht wohl an einer Überdosierung mit Schilddrüsenhormonen lag.

1904 **Fritz de Quervain** (1868–1940) entdeckt in der Schweiz die Schilddrüsenentzündung (Thyreoiditis).

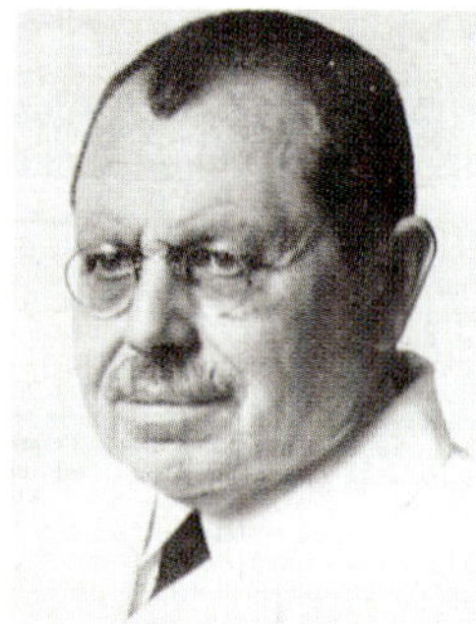

Fritz de Quervain

1912 **Hakaru Hashimoto** (1881–1934) veröffentlicht eine Dissertation, wo er die Krankheit beschreibt, die heute nach ihm benannt wird.

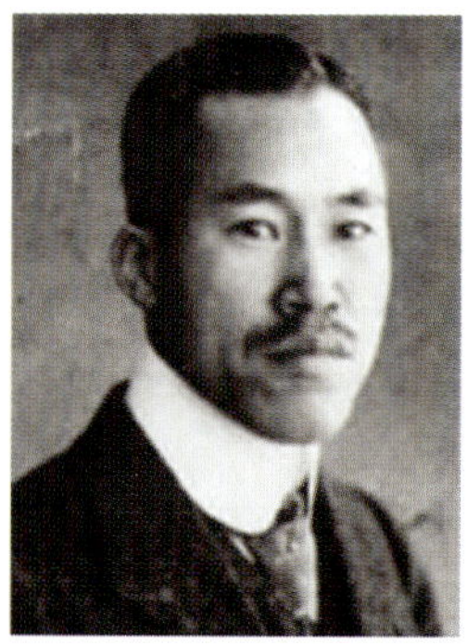

Hakaru Hashimoto

1914 **Edward Calvin Kendall** (1886–1972) isoliert das Thyroxin (T4) aus Schilddrüsenextrakten.

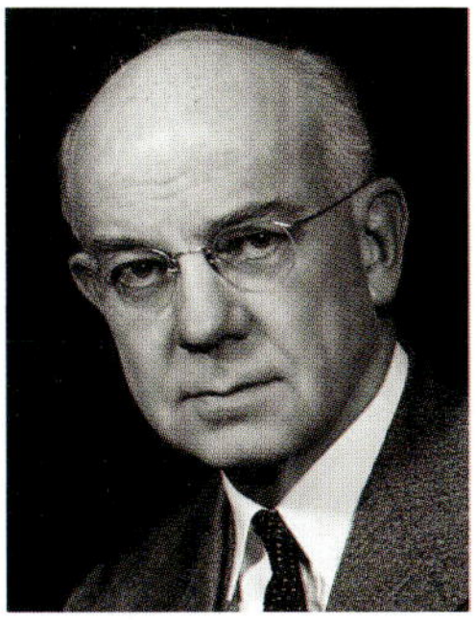

Edward Calvin Kendall

1926 Das Thyroxin-Präparat wird vom deutschen Chemiker und Pharmazeut **Georg Friedrich Henning** (1863–1945) zur Behandlung der Schilddrüsenunterfunktion auf den Markt gebracht.

1951 Das Schilddrüsenhormon Trijodthyronin T3 wird von **Rosalind Pitt-Rivers** (1907–1990) und **Jack Gross** (1921–1994) isoliert.

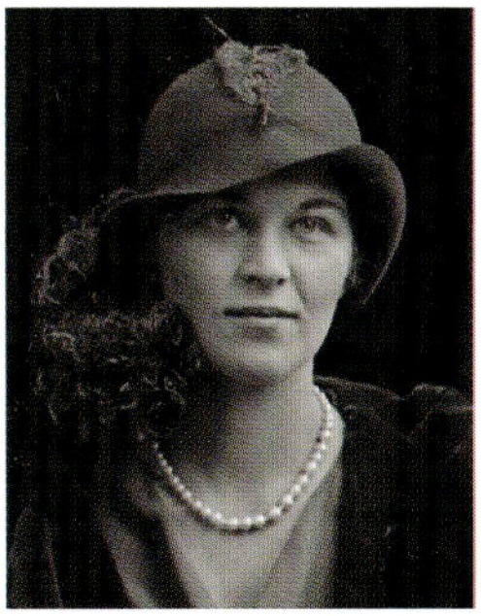

Rosalind Pitt-Rivers

1950er Die erste Schilddrüsenszintigraphie wird durchgeführt.

Die Szintigraphie ist ein bildgebendes Verfahren in der Nuklearmedizin, die zur Bestimmung der Schilddrüsenfunktion und/oder -lokalisation beiträgt bzw. die Diagnostik einer Schilddrüsenerkrankung ermöglicht.

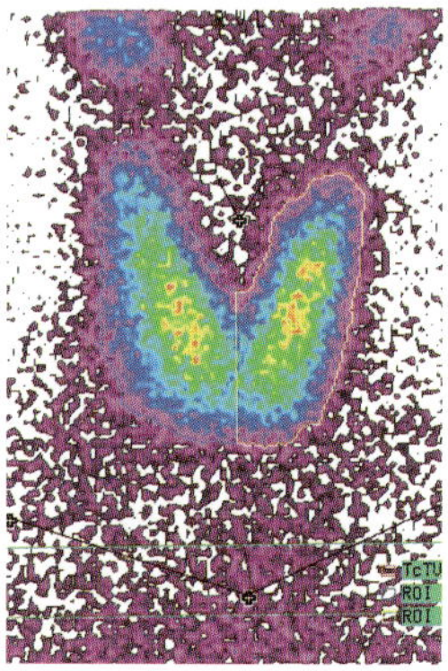

1963 In den 1920er-Jahren wird in den ersten Staaten jodiertes Speisesalz in Umlauf gebracht. In Österreich wird Salz seit 1963 jodiert, Deutschland sollte erst 1976 folgen.

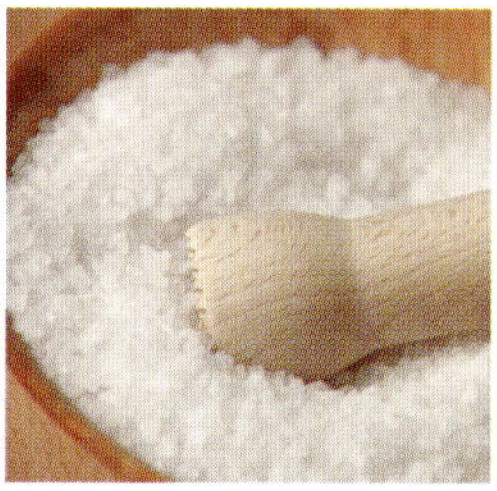

Heutzutage stehen für die Diagnostik von Schilddrüsenerkrankungen, neben der Anamnese und der körperlichen Untersuchung, der Ultraschall und die Szintigraphie zur Verfügung. Zur Auswahl für die Therapie gibt es als Möglichkeit sowohl synthetische T3-, T4- und T3-T4-Präparate als auch die natürlichen Extrakte der tierischen Schilddrüse, wie im Kapitel „Anleitung zur Therapie" ab Seite 83 näher beschrieben wurde.

Was meine Patienten über die Schilddrüsentherapie berichten

Eines Tages beschloss ich, meine Patienten nicht nur in meiner Praxis, sondern auch per E-Mail zu betreuen. Diese Entscheidung bedeutet zwar einen riesigen Mehraufwand für mich und meine Mitarbeiter, jedoch verschafft sie mir einen intimen Einblick in die Gedanken- und Gefühlswelt meiner Patienten. Außerdem bin ich davon überzeugt, dass die Leute ihre Therapieziele eher erreichen, wenn sie sich dabei nicht alleingelassen, sondern liebevoll betreut fühlen. Darauf lege ich als Arzt und als Mensch großen Wert.

Jeder einzelne Erfolg meiner Patienten – sei es der endlich erfüllte Kinderwunsch oder die Heilung einer Hashimoto-Erkrankung – freut mich genauso wie den Betroffenen selbst. Auch wenn meine Arbeit nicht immer einfach ist, geben mir die vielen positiven Rückmeldungen immer wieder die Bestätigung, dass diese Therapie richtig ist und meine Bemühungen Früchte tragen. An dieser Stelle möchte ich mich bei all meinen Patienten für ihr Vertrauen und ihre Resonanz bedanken.

Rückmeldungen von meinen Patientinnen und Patienten

- „Wow, das ist ja so cool!!! Ich habe zwei Projekte, die ich seit letztem Jahr vor mir herschiebe, in Rekordzeit erledigt."
- „Ich fühle mich leichter, nicht mehr so aufgedunsen und aufgeschwemmt. Das schmerzhafte Spannungsgefühl in den Brüsten (vor der Periode) ist auch verschwunden. Und in der Früh nach dem Aufstehen habe ich keine geschwollenen Augenlider mehr."
- „Ich nehme die Schilddrüsenhormone jetzt seit zwei Wochen ein. Anfangs wurde mir manchmal plötzlich ziemlich warm, doch das hat sich gut eingependelt. Ich fühle mich super und spüre, dass mir die Therapie einfach guttut."

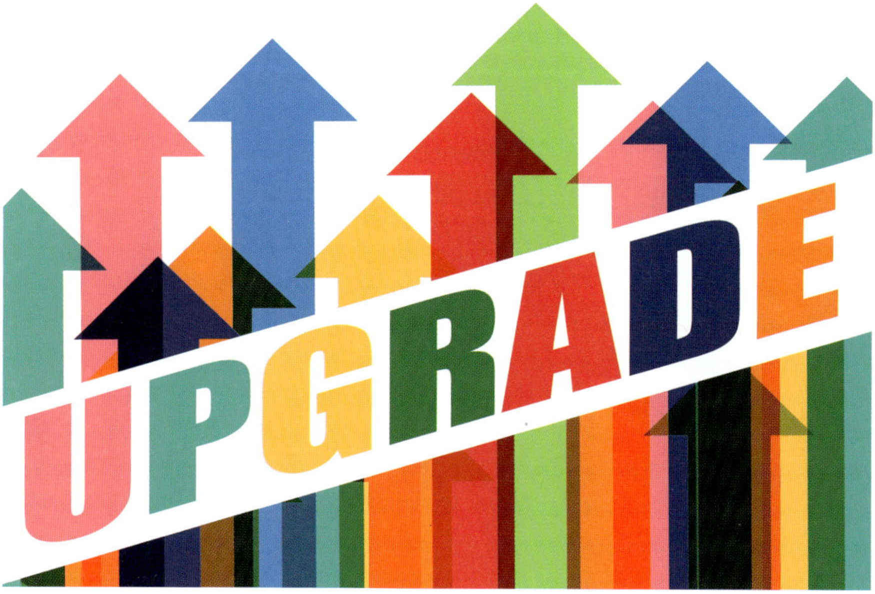

- „Mir geht es gut, ich bin nicht mehr so müde. Mein Schlaf ist viel besser und ich habe tagsüber wieder mehr Energie."
- „Seit der Schilddrüsentherapie habe ich meinen Zyklus wieder regelmäßig (davor hatte ich drei Jahre lang fast keine Regel). Außerdem habe ich einfach mehr Energie!"
- „Ich darf Ihnen mitteilen, dass es mir seit der Einnahme der ‚Schweinehormone' (Anmerkung Dr. Farmini: Schilddrüsenextrakte aus der Schweineschilddrüse,) sehr gut geht!"
- „Nach ca. zwei Wochen Therapie sind meine Heißhungerattacken verschwunden. Mein psychischer Zustand wird von Woche zu Woche besser. Ich bin sehr zufrieden."
- „Nach Ihrer Empfehlung, die Dosis auf 45 Mikrogramm zu erhöhen, merke ich wahrlich einen Unterschied und bin bei weitem nicht mehr so müde wie sonst!"
- „Ich fühle mich aktiver, leistungsfähiger, alles geht mir leichter von der Hand, vieles ist kein Aufwand mehr. Die Stimmung ist gut! Das Gewicht wird etwas weniger und ich kann mehr essen als vorher!"
- „Ich habe wieder Lebensfreude, bin konzentrierter, nicht mehr so müde und kann vieles erledigen."
- „Seit er die Schilddrüsenhormone einnimmt, erkenne ich meinen Mann nicht mehr. Er ist wieder, wie er war, als wir noch keine Kinder hatten. Er hat Lust, etwas zu unternehmen, mit den Kindern zu spielen und er ist nicht mehr depressiv."
- „Ich habe wieder Kraft für Projekte, fühle mich nicht mehr depressiv und kann wieder Fußball spielen."

- „Meiner Verdauung geht es viel besser, ich kann öfter und viel leichter auf die Toilette gehen."
- „Mir geht es total gut. Das Abnehmen funktioniert auch super."
- „Ich kann mich beim Arbeiten viel besser konzentrieren und nehme nicht mehr so schnell zu. Zudem sind meine ständigen Bauch- und Magenschmerzen nach dem Essen kaum noch vorhanden. Auch meine Nierenwerte haben sich seit der Schilddrüsentherapie verbessert."

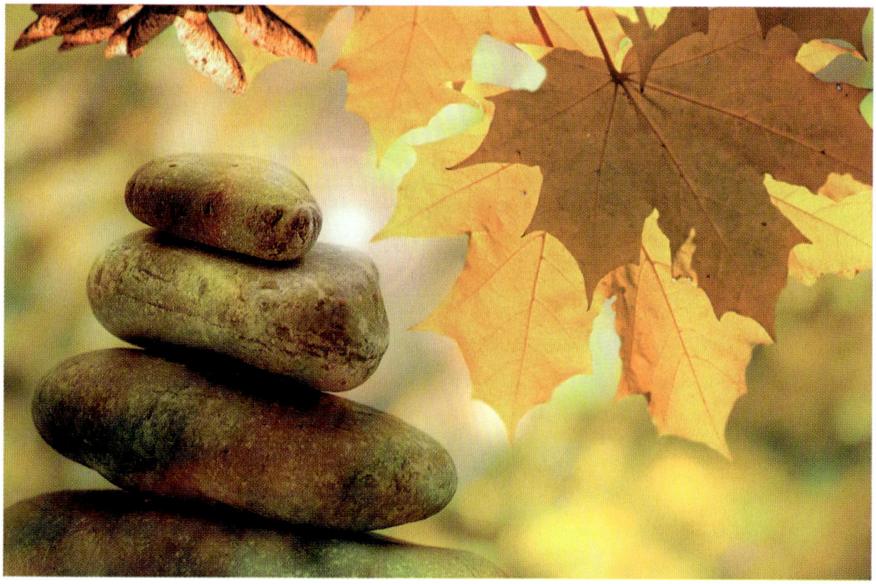

Der Autor

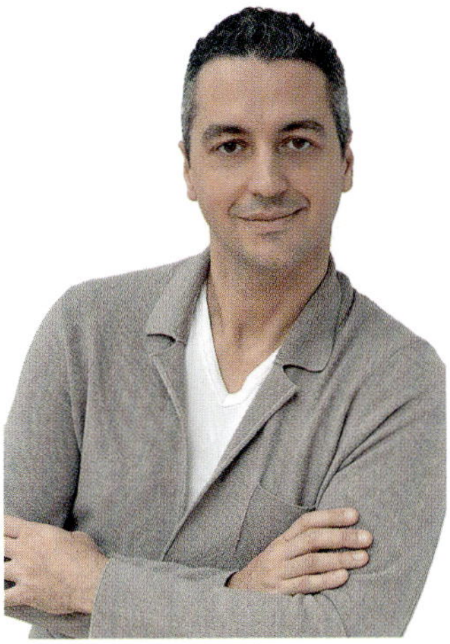

Dr. Armando Farmini ist ein integrativer Gynäkologe mit den Schwerpunkten Onkologie und Endokrinologie. Nach dem Medizinstudium in Ferrara und Wien arbeitete er in Kliniken Deutschlands, Italiens und Österreichs sowie als Oberarzt an der Paracelsus Medizinische Privatuniversität Salzburg. 2013 eröffnete er seine Wahlarztpraxis für Gynäkologie, Geburtshilfe, Senologie und Bioidente Hormontherapie in Salzburg, wo er Schul- und Ganzheitsmedizin Hand in Hand gehen lässt.

Als Mitglied der Deutschen Gesellschaft für Gynäkologie und Geburtshilfe, der Internationalen Gesellschaft für Ganzheitsmedizin, der International Hormone Society und der Amerikanischen Gesellschaft für Anti-Aging-Medizin kann er bei der Behandlung seiner Patienten stets auf die neuesten Erkenntnisse der Medizin zurückgreifen. Als internationaler Speaker macht er seinen Zuhörern das Potenzial bioidentischer Hormone für die Behandlung zahlreicher Beschwerden und Erkrankungen auf leicht verständliche und unterhaltsame Weise zugänglich.

Ausgewählte Studien

Kapitel: Die Schilddrüsenhormone – wo, was, wie?

Int J Endocrinol. 2015;2015:864852. Progesterone Upregulates Gene Expression in Normal Human Thyroid Follicular Cells. Santin Bertoni AP

Arch. Endocrinol. Metab. 2020 Feb;64(1):52-58. Relationship of Gender and Age on Thyroid Hormone Parameters in a Large Chinese Population. Chen X

Kapitel: Tausendsassa, Multitalent, Alleskönner Schilddrüse

J Clin Endocrinol Metab.1957 Jul;17(7):884-8. Effect of thyroid therapy on the tone and contractility of the urinary bladder in hypothyroidism. Mendez Bauer CJ

Endocrinol Metab (Seoul). 2019 Jun;34(2):132-137. Natural Killer Cells and Thyroid Diseases. Lee EK

Am J Physiol Endocrinol Metab. 2001;280:E761-9. T3 increases mitochondrial ATP production in oxidative muscle despite increased expression of UCP2 and -3. Short KR

Life Science. Volume 62, Issue 26,22 May 1998, Pages 2369-2377. Effect of 3,5-diiodo-L-thyronine on thyroid stimulating hormone and growth hormone serum levels in hypothyroid rats. Moreno M

Biomed Res Int. 2013;2013:565218. Hippocampal gene expression of deiodinases 2 and 3 and effects of 3,5-diiodo-L-thyronine T2 in mouse depression paradigms. Markova N

J Clin Med. 2020 Jan; 9(1): 135. Male Predominance of Gastric Cancer among Patients withHypothyroidismfrom a Defined Geographic Area. Dore MP

PLoS One. 2015 Apr 1;10(4):e0122955. Subclinical hypothyroidism is associated with increased risk forcancermortality in adult Taiwanese-a 10 years population-based cohort. Tseng FY

J Geriatr Cardiol. 2018 Aug; 15(8): 534–539. Subclinical hypothyroidism is associated with lipid-rich plaques in patients with coronary artery disease as assessed by optical coherence tomography. Cai XQ

Annals of Family Medicine. Subclinical Hypothyroidism and the Risk of Hypercholesterolemia. Hueston WJ

Clin Drug Investig. 2019; 39(2): 187–195.Effect of Levothyroxine Treatment on Incident Dementia in Adults with Atrial Fibrillation and Hypothyroidism. Wändell P

Front Endocrinol (Lausanne). 2019 Jun 4;10:340. Subclinical Hypothyroidism and Depression: A Systematic Review and Meta-Analysis. Tang R

J Hypertens. 2007 May;25(5):993-9. Hypertension and hypothyroidism: results from anambulatory blood pressure monitoringstudy. Kotsis V

Kapitel: Die Hypothyreose – wenn der Motor zu langsam dreht

Biol Psychiatry. 1985 Oct;20(10):1047-54. Free triiodothyronine (T3) and thyroxine (T4) in a group of unipolar depressed patients and normal subjects. Orsulak PJ

Women Health.2020 Oct 11;1-11. Survey analysis of exercise participation and skeletal muscle symptoms in women with hypothyroidism. Guerin G

Hum Nutr Clin Nutr. 1985 Sep;39(5):371-8. Serum concentrations of totalT4,T3, reverseT3and freeT4,T3in moderately obese patients. Chomard P

Surgeon.2016 Jun;14(3):147-9. Screening for thyroid dysfunction and diabetes in patients with carpal tunnel syndrome. Vashishtha M

Thierry Hertoghe: Atlas of Endocrinology for Hormone Therapy. SA International Medical Books/Archimedial, Luxemburg 2010 (ISBN: 978-2-9599713-6-5)

Kapitel: Die Hyperthyreose – wenn der Motor heiß läuft

https://www.nhs.uk/conditions/overactive-thyroid-hyperthyroidism/symptoms/

https://www.mayoclinic.org/diseases-conditions/hyperthyroidism/symptoms-causes/syc-20373659

Endocrinol Jpn. 1988 Aug;35(4):585-92. Effects of low dose L-triiodothyronine administration on mental, behavioural and thyroid states in elderly subjects. Mori T

Igaku Kenkyu. 1990 Feb;60(1):18-25. Consideration on serum triiodothyronine (T3), thyroxine (T4) concentration and T3/T4 ratio in the patients of senile dementia--is it possible to prevent cerebro-vascular dementia? Nakanishi T

J Atheroscler Thromb. 2016;23(2):216-24. Free Triiodothyronine Concentrations are Inversely Associated with Elevated Carotid Intima-Media Thickness in Middle-Aged and Elderly Chinese Population. Zhou Y

Am J Geriatr Cardiol. Sep-Oct 2003;12(5):293-7. Long-term prognostic value of triiodothyronine concentration in elderly patients with heart failure. Rays J

Kapitel: Der Brand in der Kehle – wenn der eigene Körper zum Feind wird

BMJ. 1992 Jul 18;305(6846):152-6. Association between postpartum thyroid dysfunction andthyroid antibodies and depression. Harris B

Hormones.2016 Jul;15(3):385-393. Low vitamin D status is associated with hypothyroid Hashimoto's thyroiditis. Kim D

Peer J. 2018 Jan 4;6:e4216. Joint damage is amplified inrheumatoidarthritis patients with positive thyroid autoantibodies. Chen YL

BMJ. 2011 May 9;342:d2616. Association between thyroid autoantibodies and miscarriage and preterm birth: meta-analysis of evidence. Tharangaratinam S

J Family Reprod Health. 2017 Dec;11(4):191-196. Association of Hypothyroidism and Anti-Thyroid Antibodies With Preterm Delivery: A Cross Sectional Study. Behroozi-Lak T

Mol Clin Oncol. 2019 Sep;11(3):234-242. Positive thyroid antibodies and risk of thyroid cancer: A systematic review and meta-analysis. Xiao Y

Endocrine. 2018 Oct;62(1):136-143. Cognitive functioning and quality of life in patients with Hashimoto thyroiditis on long-term levothyroxine replacement. Djurovic M

Clin Rheumatol. 2007 Jan;26(1):55-9. The frequency ofthyroid antibodies in fibromyalgia patients and their relationship with symptoms. Pamuk ON

J Clin Endocrinol Metab. 2017 Nov 1;102(11):4184-4190. Maternal Thyroid Antibodies Associates With Cardiometabolic Risk Factors in Children at the Age of 16. Heikkinen AL

Kapitel: Laborkontrollen – die Stützpfeiler der Therapie

Eur J Endocrinol. 2013 Jun 7;169(1):73-82. Associations of TSH levels within the reference range with future bloodpressureand lipid concentrations: 11-year follow-up of the HUNT study. Asvold BO

Osteoporos Int. 2020 Mar;31(3):525-531. Low free T3 to free T4 ratio was associated with low muscle mass and impaired physical performance in community-dwelling aged population. Kong SH

Int J Cardiol. 2019 Jun 15;285:115-120. Lower freetriiodothyroninelevels within the reference range are associated with higher cardiovascular mortality: An analysis of the NHANES. Neves JS

Int J Cardiol. 2007Oct 31;122(1):56-60. Relationship of thyroid stimulating hormone with coronary atherosclerosis in angina patients. Yun KH

Ter Arkh. 2013;85(10):64-9.The vascular wall in postmenopausal women with hypothyroidism and hypertension. Riabtseva O

Psychoneuroendocrinology. 2019 Jan;99:112-119. Low serum concentration of freetriiodothyronine(FT3) is associated with increased risk of Alzheimer's disease. Quinlan P

J Stroke Cerebrovasc Dis. 2018 Oct;27(10):2804-2809. Low Free Triiodothyronine Predicts 3-Month Poor Outcome After Acute Stroke. Suda S

Eur J Endocrinol. 1998 Feb;138(2):141-5. High serum cholesterol levels in persons with 'high-normal' TSH levels: should one extend the definition of subclinical hypothyroidism? MichalopoulouG

Sci Rep.2018 Jul 16;8(1):10685. Low total and free triiodothyronine levels are associated with insulin resistance in non-diabetic individuals. Wang CY

Horm Metab Res. 2020 Feb;52(2):85-88. Subclinical Hypothyroidism with TSH >7 mIU/l and ≤10 mIU/l and Coronary Artery Disease. Rosario PWS

Endocr Connect. 2019 Sep 1;8(9):1288-1293. MaternalTSHlevels at first trimester and subsequent spontaneous miscarriage: a nested case-control study. Li J

Int J Clin Pract. 2006Jun;60(6):655-9. Which thyroid-stimulating hormone level should be sought in hypothyroid patients under L-thyroxine replacement therapy? Gursoy A

Biomed Pharmacother. 2007 Feb-Apr;61(2-3):167-72. Epub 2007 Feb 21. Increased levels of C-reactive protein in hypothyroid patients and its correlation with arterial stiffness in the common carotid artery. Nagasaki T

Int J Cardiol. 2005 Aug 3;103(1):1-6. Arterial stiffness is increased in subjects with hypothyroidism. Dagre AG

Clinical Endocrinology (2002) 57, 699–700. Effect of cabergoline on thyroid function in hyperprolactinaemia. Keogh MA

J Neuroendocrinol. 2018 Sep;30(9):e12614. Participation of membrane progesterone receptor α in the inhibitory effect of progesterone on prolactin secretion. Camilletti MA

Kapitel: Anleitung zur Therapie – der Weg zur Heilung

HAYS MT. Localization of human thyroxine absorption. Thyroid 1991; 1: 241-248

HAYS MT. Thyroid hormone and the gut. Endocrine Res 1988; 14: 203-224

CENTANNI M, GARGANO L, CANETTIERI G, VICECONTI N, FRANCHI A, DELLE FAVE G, ANNIBALE B. Thyroxine in goiter, Helicobacter pylori infection, and chronic gastritis. N Engl J Med 2006; 354: 1787-1795

SACHMECHI I, REICH DM, ANINYEI M, WIBOWO F, GUP- TA G, KIM PJ. Effect of proton pump inhibitors on serum thyroid-stimulating hormone level in euthyroid patients treated with levothyroxine for hypothyroidism. Endocrine Pract 2007; 13: 345- 349

CENTANNI M, GARGANO L, CANETTIERI G, VICECONTI N, FRANCHI A, DELLE FAVE G, ANNIBALE B. Thyroxine in goiter, Helicobacter pylori infection, and chronic gastritis. N Engl J Med 2006; 354: 1787-1795

J Clin Endocrinol Metab 2007; 92: 4180-4184. Association between hypothyroidism and small intestinal bacterial overgrowth. Lauritano EC

LIN HC. Small intestinal bacterial overgrowth: a framework for understanding irritable bowel syn- drome. JAMA 2004; 292: 852-858

Int J Clin Pract.2021 Oct 9;e14967. Is there a role for Natural Desiccated Thyroid in the treatment of levothyroxine unresponsive hypothyroidism? Results from a Consecutive Case Series. Heald AH

Curr Med Res Opin. 2018 Sep;34(9):1579-1586. Sexual function and depressive symptoms in young women with hypothyroidism receiving levothyroxine/liothyronine combination therapy: a pilot study. Krysiak R

J Clin Endocrinol Metab. 2005 May;90(5):2666-74. Combined therapy with levothyroxine and liothyronine in two ratios, compared with levothyroxine monotherapy in primary hypothyroidism: a double-blind, randomized, controlled clinical trial. Appelhof BC

Hormones (Athens). 2010 Jul-Sep;9(3):245-52. Combined therapy with L-thyroxine and L-triiodothyronine compared to L-thyroxine alone in the treatment of primary hypothyroidism. Fadeyev VV

Kapitel: Was unsere Schilddrüse glücklich macht – Dos und Don'ts

BMC Complement Altern Med 2011. 11: article 65. High catechin concentrations detected in Withania somnifera (ashwagandha) by high performance liquid chromatography analysis. Alam N

J Pharm Pharmacol. 1998 Sep;50(9):1065-8. Changes in thyroid hormone concentrations after administration of ashwagandha root extract to adult male mice. Panda S

Mol Biol Rep. 2019 Aug;46(4):3637-3649. Role of ashwagandha methanolic extract in the regulation of thyroid profile in hypothyroidism modeled rats. Abdel-Wahhab KG

J Plantar Chromatogr 25:290-294. Quantification of major bioactive withanolides in Withania somnifera (ashwagandha) roots by HPTLC for rapid validation of Ayurvedic products. Devkar ST

Evid Based Complement Alternat Med. 2013;2013:571420. Clinical Evaluation of the Spermatogenic Activity of the Root Extract of Ashwagandha (Withania somnifera) in Oligospermic Males: A Pilot Study. Ambiye VR

Nutrients 2018 May 30;10(6):693. Dietary Selenium Intake and Subclinical Hypothyroidism: A Cross-Sectional Analysis of the ELSA-Brasil Study. Andrade GRG

Indian J Public Health.Jul-Sep 2020;64(3):300-303. Spatial analysis of hypothyroidism and ground water pH in an Urban Area of Kerala using the geographic information system. Valamparampil MJ

Int J Vitam Nutr Res.2019 Jul;89(1-2):80-88. The Role of Zinc in Thyroid Hormones Metabolism. Severo JS

Am J Clin Nutr.1990 Nov;52(5):813-9. Impaired thermoregulation and thyroid function in iron-deficiency anemia. Beard JL.

Environ Int. 2020 Jan;134:105229. Thyroid function, intelligence, and low-moderate fluoride exposure among Chinese school-age children. Wang M

Thyroid. 2008 Mar;18(3):293-301. Altered intestinal absorption of L-thyroxine caused bycoffee. Benvenga S

Contraception. 2009 Jul;80(1):40-3. Effect of contraceptive pill on the selenium and zinc status of healthy subjects. Fallah S

Clin Lab.2007;53(9-12):547-53. Influence of female sex hormones on thyroid parameters determined in a thyroid screening. Grüning T

Kapitel: Medikamente – das trojanische Pferd

Biochem Biophys Res Commun. 2019 Jun 18;514(1):194-199. Biochemical and Histological Evidence of Thyroid Gland Dysfunction in Estradiol Valerate Model of the Polycystic Ovary in Wistar Rats. Alzahrani AA

Kapitel: Vom ersten Lebensfunken an – Schilddrüsenhormone in der Schwangerschaft

J Clin Endocrinol Metab. 2015Mar;100(3):860-9. Pregnancy outcomes and relationship to treatment adequacy in women treated early for congenital hypothyroidism: a longitudinal population-based study. Léger J

Gynecol Endocrinol. 2016;32(1):9-13. The impact of maternal hypothyroidism during pregnancy on neonatal outcomes: a systematic review and meta-analysis. Hou J

J Family Reprod Health. 2017 Dec;11(4):191-196. Association of Hypothyroidism and Anti-Thyroid Antibodies With Preterm Delivery: A Cross Sectional Study. Behroozi-Lak T

PLoS One. 2014 Oct 29;9(10):e109364. Effects of subclinical hypothyroidism on maternal and perinatal outcomes during pregnancy: a single-center cohort study of a Chinese population. Chen LM

Zhonghua Liu Xing Bing Xue Za Zhi. 2016May;37(5):722-4. Influence of hypothyroidism on pregnancy outcome and fetus during pregnancy. Hou MQ

Gynecol Endocrinol. 2016;32(1):9-13. The impact of maternal hypothyroidism during pregnancy on neonatal outcomes: a systematic review and meta-analysis. Hou J

Best Pract Res Clin Endocrinol Metab. 2011 Dec;25(6):927-43. Thyroid disease in pregnancy. Negro R

Thierry Hertoghe: The Hormone Handbook. SA International Medical Books/Archimedial, Luxemburg 2010 (ISBN: 978-2-9599713-5-8)

Iran Red Crescent Med J. 2015 Nov; 17(11): e20306. Delayed Diagnosis of Hypothyroidism in Children: Report of 3 Cases. Ghaemi N

Hear Res. 2015 Sep;327:43-7. Even in the era of congenital hypothyroidism screening mild and subclinical sensorineural hearing loss remains a relatively common complication of severe congenital hypothyroidism. Bruno R

Weitere Informationen: www.drfarmini.com

Abbildungsnachweis

S. 19: Abb. 1: shutterstock (Axel_Kock); Abb. 2: Université de Fribourg – Plateforme pédagogique d'histologie

S. 20: oben: istockphoto (enot-poloskun); unten: shutterstock (Nerthuz)

S. 26: shutterstock (ESB Professional)

S. 34: li oben: shutterstock (CucuMberStudio); re oben: shutterstock (sruilk); li unten: DHI Medical Group, Thessaloniki 546 23; re unten: shutterstock (Mitskevich Uladzimir)

S. 35: li oben: shutterstock (Lamekanist); re oben: shutterstock (sweeann); li unten: shutterstock (Andrey_Popov); re unten: pixabay (Peter Mayer)

Pexels.com/de: S. 12 (Nathan Cowley), S. 72 (Marcus Aurelius), S. 100 (Mari Monpari)

S. 49: wikipedia.org (Fraxinus2)

S. 74 und S. 80: Andrea Malek, Malanda-Buchdesign

pixabay.com/de: S. 9 (silviarita), S. 14 (No-longer-here), S. 16 (Jill Wellington), S. 31 (Sammy-Williams), S. 35 re unten (Peter Mayer), S. 36 (magnetme), S. 37 (Paul Winter), S. 38 (Sammy-Williams), S. 39 (Jerzy Górecki), S. 40 (ZigmarsBerzins), S. 43 (Engin Akyurt), S. 44 (happyveganfit), S. 45 (Shafin Al Asad Protic), S. 46 (Gundula Vogel), S. 47 (Christian Northe), S. 53 (Marina Perisha), S. 54 (Jose Antonio Alba), S. 55 (janeb13), S. 57 (dexmac), S. 58 (Joseph Fulgham), S. 63 (Baroco Ferison), S. 65 (melancholiaphotography), S. 70 (Engin Akyurt), S. 75 (Joshua Choate), S. 78 (congerdesign), S. 86 (Free-Photos), S. 87 (5688709), S. 92 (Pezibear), S. 95 (Dieter Robbins), S. 96 (Rebekka D), S. 99 (janeb13), S. 102 (Дарья Яковлева), S. 105 (PublicDomainPictures), S. 107 (Free-Photos), S. 108 (Gerd Altmann), S. 114 (Andreas Wohlfahrt), S. 115 (Artist and zabiyaka), S. 117 (StockSnap), S. 118 (Jackie Ramirez), S. 122 (Ann_Milovidova), S. 123 (analogicus), S. 124 (Gerhard G.), S. 130 unten: (andreas160578), S. 132 + S. 134 (Gerd Altmann)

unsplash.com: S. 22 (Jonathan Borba) S. 32 (Steve Halama), S. 84 (Peter Wormstetter)

S. 125, beide: Alamy Stock Foto (The History Collection)

S. 126: oben: wikipedia org (Gebrüder Rocca, Göttingen; User: Wdwdbot); Mitte: Alamy Stock Foto (The History Collection); unten: wikipedia.org (Unknown author, User: Materialscientist)

S. 127: oben: Alamy Stock Foto (GL Archive); unten: Alamy Stock Foto (The History Collection)

S. 128: oben: Alamy Stock Foto (Art Collection 3); unten: wikipedia.org (User: Fraxinus2)

S. 129: oben: Alamy Stock Foto (The History Collection); unten: Alamy Stock Foto (Smith Archive)

S. 130: oben: wikipedia.org (User: Bionerd); unten: pixabay (andreas160578)

S. 135: Isabelle Farmini